Dr Léon CHARRIER
[d]e la Faculté de Médecine
de Paris
[Ph]armacien de Première Classe
Ex-Interne des Hôpitaux
Lauréat de l'Ecole de Marseille

Contributions à l'étude de l'élimination
de

La Potasse urinaire
dans les néphrites

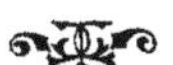

PARIS
Paul DELMAR
29, rue des Boulangers

1897

Dr Léon CHARRIER
De la Faculté de Médecine
de Paris
Pharmacien de Première Classe
Ex-Interne des Hôpitaux
et Lauréat de l'Ecole de Marseille

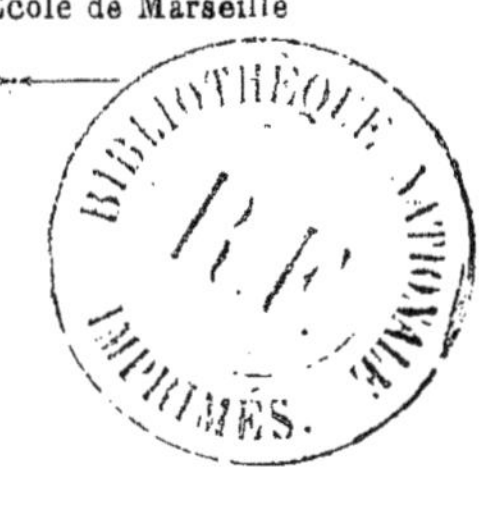

Contributions à l'étude de l'élimination

de

La Potasse urinaire

dans les néphrites

PARIS
Paul DELMAR
29, rue des Boulangers

1897

A LA MÉMOIRE VÉNÉRÉE

DE MA MÈRE

A MON PÈRE

A MA GRAND'MÈRE

A MON FRÈRE

A MES AMIS

A MES PREMIERS MAITRES DE MARSEILLE

A MES MAITRES DE LA FACULTÉ DE PARIS

A MONSIEUR CAM. CHABRIÉ

Docteur ès sciences. — Docteur en médecine

Chef de laboratoire à la Faculté de médecine

Sous-Directeur de l'enseignement de chimie appliquée
à la Faculté des sciences

A MON PRÉSIDENT DE THÈSE

MONSIEUR LE PROFESSEUR GUYON

Membre de l'Institut

Membre de l'Académie de médecine

JE DÉDIE CE TRAVAIL

CONTRIBUTIONS

à l'étude de l'élimination

DE LA

POTASSE URINAIRE DANS LES NÉPHRITES

AVANT-PROPOS

Arrivé au terme de nos études médicales, nous ne pouvons nous empêcher de reporter une pensée émue vers les heureuses années qui viennent de s'écouler. Elles ont été marquées par une telle effusion de franche camaraderie et nous ont donné si fréquemment l'occasion d'éprouver la bienveillance de nos Maîtres, que c'est à elles que nous devons la fleur vivace de souvenir et de reconnaissance qui est aujourd'hui en nous.

Et tout d'abord, nous songeons à notre père, si affectueux, à tous les lourds sacrifices que nos études ont exigés de son travail et de son abnégation. La meilleure façon de lui témoigner notre gratitude, et notre amour filial, ne sera-t-elle point précisément de prendre exemple sur sa vie toute de labeur et de probité.

Nous ne saurions oublier que nous avons trouvé à l'Ecole et aux hôpitaux de Marseille des maîtres pleins de sollicitude. C'est par leur enseignement d'un haut intérêt, que nous avons été initié à l'étude de la médecine et de la pharmacie.

Parmi nos Maîtres de la Faculté de Paris, nous tenons pour devoir de citer en première ligne le nom de M. le Professeur Guyon. Avec une exquise bienveillance, il nous a permis de travailler dans ses laboratoires et d'y puiser les éléments de cette thèse dont il nous fait maintenant le grand honneur d'accepter la présidence. Nous le prions d'agréer l'hommage de notre respect et l'expression de notre reconnaissance.

M. Albarran, professeur agrégé, s'est montré à notre égard un Maître plein de prévenances. Nous lui adressons respectueusement nos plus vifs remerciements.

Que M. le docteur Chabrié, chef du Laboratoire, veuille bien recevoir l'assurance de notre gratitude et de notre dévouement. Il nous a donné l'idée de ce travail, et nous a constamment aidé par ses précieux et savants conseils, et par ses bienveillants encouragements.

Nous avons trouvé en M. Debains, assistant du chef du laboratoire de chimie, une affabilité inépuisable. Qu'il croie à notre inaltérable amitié.

Nous remercions MM. les docteurs Hallé et Motz pour l'amabilité dont ils ont fait preuve à notre égard.

Nous adressons à M. le docteur Roux nos respectueux hommages en souvenir de son remarquable cours de microbiologie technique que nous avons suivi à l'Institut Pasteur.

A tous nos camarades de Marseille et de Paris, nous envoyons un salut d'affectueuse sympathie.

Paris, le 18 octobre 1897.

HISTORIQUE

La question de l'élimination de la potasse a pris une très grande importance depuis les travaux, d'une part, de MM. Feltz et Ritter, et de l'autre de M. le professeur Bouchard et ses élèves. Ces expérimentateurs étudiant la toxicité urinaire lui attribuèrent comme cause la potasse, cause totale pour les uns, cause partielle dans la proportion de 47 0/0 pour les autres. Après avoir injecté des solutions aqueuses de différents sels de potasse, ils trouvèrent que le carbonate de potassium et le chlorure étaient plus toxiques que le sulfate et le phosphate. Le carbonate de potassium expérimenté sur le lapin déterminait la mort à la dose de 5 centig. par kilogr. d'animal. Le chlorure et le phosphate produisaient les mêmes effets à la dose, l'un de 18 centigr., et l'autre de 26 centigrammes.

Ces chiffres, déduits de la pratique expérimentale, en disent plus que toutes les théories et prouvent le danger que subit l'organisme lorsque le rein, qui est la sauvegarde contre tous les poisons, est entravé dans son fonctionnement.

Il est curieux néanmoins de se reporter un peu en arrière et de voir par quelles phases est passée la question de la toxicité urinaire.

Avant les travaux des Maîtres que nous venons de citer, on avait expliqué l'urémie comme un empoisonnement produit par diverses substances. Schottin attribuait les accidents urémiques à la présence dans le sang d'une proportion anormale de corps azotés. Traube donnait une théorie mécanique expliquant les accidents urémiques par l'œdème cérébral. Feltz et Ritter étudièrent différents de ces produits appelés « matières extractives de l'urine » créatine, créatinine, xanthine, hypoxanthine, guanine, etc., etc.; ils en préparèrent plusieurs à l'état de pureté et les expérimentèrent sur les animaux. Ils ne se prononcèrent pas. Néanmoins, ils n'approuvèrent pas du tout la théorie de l'ammoniemie de Frerichs, ni celle de Wilson, qui attribuaient la toxicité de l'urine à l'urée. Ils firent paraître un nouvel ouvrage en 1881 (1), ils arrivèrent à des conclusions que nous allons citer dans un instant.

Pouchet, dans sa thèse inaugurale, avait étudié les matières extractives et trouvé des substances cristalloïdes et colloïdes, les cristalloïdes n'étaient pas du tout toxiques,

(1) De l'urémie expérimentale, Feltz-Ritter, 1881.

mais le professeur Pouchet pensait attribuer une certaine part de la toxicité urinaire aux substances colloïdes. Madame Fliacheff est aussi arrivée dans le laboratoire du professeur Gautier à des résultats semblables.

L'opinion de Stadthagen (1) est aussi à citer. Pour expliquer les effets toxiques de l'urine, il n'admet pas la présence d'un corps inconnu. C'est la potasse principalement et les substances définies qui sont la cause de la toxicité. Comme ce pouvoir nocif dépasse de 1/13 celui des produits qui résistent à l'incinération, il explique ce résultat par suite de la parésie cardiaque produite par la potasse, et qui laisse accumuler des produits qui étouffent les cellules « comme la cendre étouffe le feu. »

C'est à toute cette série d'actions que Stadthagen attribue les différences symptomatiques qui séparent la variété des empoisonnements urinaires.

Les matières colorantes ont été surtout incriminées par Mairet et Bosc. Les expériences de Charrin, dans lesquelles il injecta l'urine débarrassée de ses matières colorantes par le charbon, prouvent qu'à ces substances revient à peu près le tiers de la toxicité urinaire.

Après ce court aperçu historique, nous allons donner des détails plus complets sur les expériences par lesquelles MM. Feltz et Ritter d'une part, et M. le Professeur Bouchard de l'autre, sont arrivés à incriminer la potasse. Nous pensons bien faire en citant les principales conclusions du livre de Feltz et Ritter sur l'urémie expérimentale.

(1) Zeitschr-fur Klin. Méd. Bd XV.

1° La suppression brusque de la fonction urinaire par la ligature des vaisseaux rénaux donne lieu à un empoisonnement rapide de l'organisme commençant par des troubles gastro-intestinaux et se terminant par des désordres très graves du système nerveux ;

2° La durée maxima de la vie des animaux qui ont subi cette opération est de 3 jours.

3° Dans ces conditions, l'urée et les matières extractives augmentent dans le sang à peu près proportionnellement à la durée de la vie, ces substances apparaissent dans tous les liquides de sécrétion, ce qui indique de la part de l'organisme un effort d'élimination devant suppléer la fonction rénale.

4° Les injections d'urée pure à fortes doses, dans les veines d'animaux chez lesquels on a préalablement lié les vaisseaux rénaux déterminent dans le sang des accumulations de matières extractives et d'urée beaucoup plus considérables que la ligature simple, sans que la survenance des accidents nerveux et la mort soient hâtés.

5° En substituant dans les mêmes circonstances aux injections d'urée à doses massives, celles d'urine normale, bien filtrée, acide non ammoniacale en quantité équivalente à celle secrétée par l'animal en 24 heures, les accidents nerveux se déclarent plus rapidement et la mort est plus avancée, ce qui semble indiquer que l'urine in toto a une action toxique plus énergique que l'urée et les matières extractives.

6° La proportion des sels potassiques varie dans le sang

comme dans les urines avec la quantité et la qualité des aliments, les chiens mal et insuffisamment nourris tombent à un minimum de sels potassiques que l'on peut considérer comme représentant le déchet organique proprement dit. Les quantités de sels potassiques supérieures au minimum indiqué représentent les combinaisons patassiques dites de passage.

7° Une alimentation spéciale à base sodique longtemps continuée réduit la quantité de sels potassiques du sang à peu près au même minimum qu'un régime mauvais ou insuffisant. La déminéralisation du sang est moindre sous le rapport potassique au moins avec une nourriture à base potassique.

8° La quantité de sels potassiques existant dans le sang influe dans une certaine mesure sur les quantités d'urine nécessaires pour provoquer les accidents graves et la mort.

9° La suppression de la fonction rénale par la ligature simultanée des deux uretères, détermine dans le sang total et le sérum une augmentation sensible des sels potassiques, malgré les excrétions gastro-intestinales supplémentaires. Sous ce rapport, les sels alcalins obéissent à la même loi que l'urée et les matières extractives qui augmentent dans le sang, en ces mêmes conditions.

10° Les accidents graves de l'urémie expérimentale n'étant pas en rapport avec la rétention et l'accumulation dans le sang ou de l'eau ou des matières extractives de l'urine et répondant au contraire aux phénomènes produits par les injections toxiques d'urine fraîche normale ou de solutions équivalentes de sels potassiques dans l'eau distillée, nous nous croyons donc en droit d'admettre que les véritables agents de l'intoxication sont presque toujours les sels potassiques s'accumulant dans le sang.

Comme preuves analytiques à l'appui de leur théorie, Feltz et Ritter ont donc observé que, suivant la même loi que l'urée et les matières extractives, les sels alcalins du sang augmentent dans le sang, en cas de suppression de la fonction rénale ou en cas de résoption du produit de cette fonction.

Nous attachons une très grande importance à cette conclusion.

Le professeur Bouchard, en 1883, reprit la question et étudiant spécialement la toxicité urinaire appela urotoxie la quantité d'urine nécessaire pour tuer un kilogramme d'être vivant; c'est l'unité toxique. A l'état normal, 45 cent. de l'urine d'un homme adulte représentent une urotoxie. Il arriva à trouver que l'homme met 2 jours et 4 heures pour fabriquer la masse de poison urinaire capable de l'intoxiquer (1). Il prépara un extrait sec de matières solubles dans l'alcool qui produit la somnolence, le coma profond, la diurèse et la salivation. L'extrait de matières insolubles dans l'alcool produit le myosis, convulsions, diminution de la colorification — et il conclut en disant que le coma, la diurèse et la salivation ne sont pas produits par les matières minérales dont une très faible part, quelques sels de

(1) Bouchard. Auto intoxication, 1887.

potasse, passage dans le lavage alcoolique, que les convulsions, le myosis, l'abaissement de la colorification ne sont pas attribuables à la masse des matières organiques qui ont été entraînées par le lavage à l'alcool.

On voit donc par ces expériences que les poisons sont multiples ; mais le professeur Bouchard ne tarda pas à démontrer que de tous ces poisons, la potasse était le plus dangereux et que lui revenait le 47 0/0 de la toxicité urinaire.

Nous devons ajouter que Feltz et Ritter et le professeur Bouchard avaient pratiqué dans leurs expériences les injections intra-veineuses, car on avait été à nier la toxicité de l'urine par des injections sous-cutanées. Le rein en effet éliminait l'urine au fur et à mesure de son absoption. Nous donnons à cet égard l'opinion de M. le professeur Guyon.

« L'urine normale acide aseptique, aseptiquement injectée « dans le tissu cellulaire est tolérée sans accident : l'ac- « tion locale est nulle; la dose est trop faible ou trop len- « tement injectée pour que les effets toxiques se manifes- « tent. »

La potasse est donc le plus grand poison urinaire, et quelques constatations que nous allons reproduire confirmeront cette opinion.

L'urine du lapin est beaucoup plus toxique que celle de l'homme, à cause de sa nourriture végétale riche en potasse. Or, Charrin et Roger en remplaçant cette nourriture par du lait, peu riche en potasse, sont arrivés à diminuer cette toxicité.

Dans une communication à l'Académie de médecine le 7 septembre 1897, M. Lancercaux établit que le vin à Paris est la cause efficiente de la cirrhose bi-veineuse. Le buveur d'alcool échappant à cette affection, il incrimina la potasse contenue dans le vin et des expériences qu'il fit sur les animaux, le confirmèrent complètement dans cette idée. Les animaux auxquels il faisait ingérer des sels de potasse succombaient 15 à 18 mois après et chez un grand nombre d'entre eux, on trouva la cirrhose bi-veineuse. D'autres expériences prouvaient que l'abus de l'alcool amenait surtout la dégénérescence graisseuse de la cellule hépatique, d'où cirrhose graisseuse.

Toutes les expériences relatées dans ce premier chapitre prouvent la toxicité de la potasse. Aussi nous a-t-il paru intéressant d'étudier l'élimination de ce poison chez quelques néphrétiques. Nous diviserons cette étude en quatre chapitres et conclusions.

Le premier chapitre traitera la partie chimique.

Le deuxième étudiera la potasse dans l'organisme et dans quelques aliments et comprendra trois parties :

1° L'élimination de la potasse chez l'homme sain;

2° Les arguments prouvant que le rein est le grand émonctoire de la potasse de l'organisme;

3° La teneur en potasse des aliments absorbés par les malades et principalement celle du lait de vache, qui nous ont paru indispensables pour savoir la quantité de potasse absorbée et puis éliminée par l'organisme.

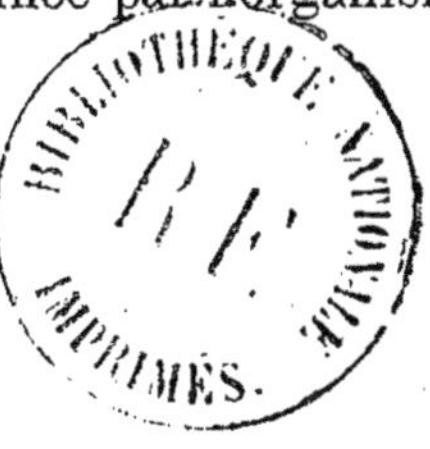

Le troisième chapitre aura trait à l'observation de quelques néphrétiques du point de vue de l'élimination de la potasse urinaire.

Le quatrième chapitre sera réservé à la discussion générale des résultats obtenus.

Enfin les conclusions.

CHAPITRE PREMIER

Partie chimique

De tous les procédés employés pour doser la potasse, celui par pesée du chloroplatinate de potasse insoluble dans l'alcool à 80° est le seul qui ait été à l'abri de toute critique.

$$PtCl^4 + 2KCl = PtCl^4,2KCl$$

Nous nous en sommes servi et allons le décrire d'après les indications de Fresenius.

Nous avons opéré sur 50 centimètres cubes d'urine légèrement alcalinisée avec une solution titrée de soude caustique. Après avoir fait évaporer dans une capsule en porcelaine et réduit la quantité à peu près à 10 grammes, nous avons continué l'évaporation à sec dans une capsule en platine, puis calciné jusqu'à obtention de cendres bien blanches. Après avoir laissé séjourner dans un endroit bien sec grâce au chlorure de calcium et à l'acide sulfurique, nous avons pesé. Le poids était celui des matières minérales.

Nous avons dissous ces matières minérales dans de l'eau

légèrement aiguisée d'acide chlorhydrique et avons précipité par de la baryte et du chlorure de baryum, les bases alcalino-terreuses, les sulfates, carbonates et phosphates. Cette liqueur a été traitée par l'ammoniaque et le carbonate d'ammoniaque pour chasser l'excès de baryum. Après avoir filtré et lavé, nous avons chassé l'ammoniaque et les sels ammoniacaux en évaporant à sec cette solution et la portant au rouge. Les sels ammoniacaux disparaissaient dans cette opération; il ne restait plus dans la capsule que des sels de potassium et de sodium. C'est alors que nous avons eu recours à la méthode de Frésénius pour doser la potasse. La voici en détails.

Nous avons dissous dans un peu d'eau le mélange des sels de soude et de potassium et avons ajouté une dissolution concentrée et neutre autant que possible de chlorure de platine en excès et que nous avons composée de la façon suivante, d'après les indications de Fresenius.

Bichlorure de platine	10	grammes
Eau distillée	100	—

Dissolvez et filtrez.

La liqueur composée de la solution platinique en excès et du mélange des sels de potasse et de soude a été évaporée à consistance sirupeuse sur un bain-marie dont on ne porte pas tout à fait l'eau à l'ébullition. On reprend le résidu avec de l'alcool à 80°, on laisse en digestion pendant quelque temps, enfin on jette le chlorure double qui reste non dissous sur un filtre pesé (cela se fait très facilement avec une fiole à jet remplie d'alcool). On lave avec de l'alcool, on dessèche à 130° et l'on pèse. Le poids de chloroplatinate de potasse multiplié par 0,30557 donne le poids de potasse en chlorure de potassium KCl.

La méthode que nous avons suivie étant absolument classique, nous pensons qu'aucune objection ne peut être faite contre elle. Nous tenons néanmoins à expliquer pourquoi nous avons opéré sur une urine légèrement alcalinisée, c'est afin d'éviter toutes les objections qui auraient pu être faites au sujet du chlore organique et du coefficient de chloruration. En admettant que ce chlore organique existe, ce qui n'est pas tout à fait démontré, nous n'aurions pas eu à craindre son évaporation en suivant cette technique qui a été adoptée dans l'analyse du suc gastrique par Hayem et Winter. De plus, nous n'avions pas à craindre l'action du phosphate acide de soude sur les chlorures, qui amène la volatilisation d'une partie du chlore.

Comme nous avons été obligé de porter nos matières minérales au rouge pendant quelques minutes, il nous a paru intéressant d'étudier ce que devenait, dans ces conditions, le chlorure de potassium qui nous occupe principalement. A cet égard, nous avons fait l'expérience suivante.

Nous avons préparé du chlorure de potassium avec de la potasse et de l'acide chlorhydrique chimiquement purs, avec un léger excès d'acide que nous avons chassé par l'ébullition dans une capsule de platine, après avoir évaporé à sec et porté au rouge un instant, nous l'avons transportée dans un endroit bien sec, puis pesé, le poids était de 3gr.562. Nous avons alors placé la capsule dans un petit four à moufles, chauffé par quatre becs de Bunsen, et où la température s'élevait à peu près à 1000°. Après une demi-heure, nous avons repesé et trouvé comme poids 3gr.561, perte absolument négligeable quand on considère que dans notre opération de calcination on laisse au rouge à peine quelques minutes. Nous avons continué l'expérience et avons laissé la capsule pendant quatre heures, la perte de poids était alors de 34 milligrammes. Comme on voit, la volatilité des chlorures n'existe presque pas ; en tout cas, elle est négligeable dans nos recherches.

La volatilité constatée par certains auteurs ne tenait-elle pas à la présence d'un acide. M. Lambert (1), en effet, a trouvé que si on évapore une solution de sel marin en présence d'un acide organique fixe, le produit de la calcination renferme toujours du carbonate de soude, ce qui indique une décomposition partielle du chlorure de sodium.

Nous avons également noté dans chaque urine, la quantité, la densité, la réaction, et de plus étudié les variations, des phosphates et de l'urée. Nous avons aussi examiné au point de vue de l'albumine. Les phosphates ont été dosés par l'azotate d'urane avec le ferrocyanure de potassium comme réactif indicateur.

L'urée et l'albumine ont été dosés par les procédés ordinaires.

1. In Journal Pharmacie et Chimie, 1er mai 1894.

CHAPITRE II

Etude de la potasse dans l'organisme et dans quelques aliments.

1° ÉTUDE DE L'ÉLIMINATION DE LA POTASSE URINAIRE CHEZ L'HOMME SAIN

D'abord on peut se demander d'où provient la potasse urinaire et comment elle est introduite dans l'organisme.

La potasse entre dans l'organisme avec les aliments, une partie se combine pour former la charpente de la cellule, et une grande partie reste dans le sang à l'état de combinaison dite de passage. C'est l'appellation de Feltz et Ritter. Tous les systèmes de l'organisme renferment plus ou moins de potasse et à ce titre, on comprend très bien qu'elle fasse partie des déchets de la cellule.

Nous ne pouvons pas mieux faire que de citer à cet égard les idées du professeur Bouchard, sur ce qu'il appelle les mutations respiratoires :

« Une partie des aliments et la plus importante n'est pas destinée à se fixer et reste matière circulante, mais subit quand même à proximité des cellules et peut-être en traversant les cellules, les modifications chimiques regressives qui ramènent la matière organique alimentaire à l'état de matière minérale, en mettant en liberté, comme force vive, toute l'énergie que la vie végétale avait empruntée à la radiation solaire et emprisonnée dans la substance organique. »

La potasse urinaire dérive donc des aliments et ensuite de la désassimilation. Nous devons cependant ajouter qu'elle peut être introduite comme médicament.

M. Charrin (1) dit qu'un homme excrète en moyenne 2 gr. 50 de KCl. Plus loin, M. Charrin donne pour un homme de 75 kilogrammes, le chiffre de 4 grammes de sels potassiques y compris les acides de la base, par jour. La potasse éliminée l'étant non seulement à l'état de chlorure, mais aussi de phosphate et de phénylsulfate, qui pour le même poids renferment moins de potasse, on comprend ces chiffres au premier abord contradictoires.

Nous avons nous-mêmes dosé la potasse des urines de trois personnes saines. Les deux premières pesaient 55 et 60 kilos, la troisième pesait 86 kilos.

PREMIÈRE OBSERVATION

Pour le premier sujet, âgé de 30 ans, très bien portant

1. Charrin, Poisons de l'urine, Aide-mémoire, Léauté, p. 68.

comme les deux autres, nous avons fait quatre dosages par jour et ce qui nous le plus frappé, c'est la constance du maximum d'élimination de la potasse dans l'urine de midi, et le minimum dans celle de la nuit. M. Bouchard a trouvé que l'urine de la nuit était la moins toxique. Notre analyse le laissait supposer en montrant qu'elle était moins riche en potasse. Nous allons donner les résultats trouvés en même temps que la nourriture du sujet en expérience pendant les trois jours. La date de trois jours a été adoptée, car presque tous les urologistes admettent que la moyenne des échanges qui se font pendant un laps de temps chez un individu est celle qui correspond à l'état particulier de ce sujet. Son alimentation avait été la même pendant les trois jours. Le matin 50 grammes de pain avec un peu de café ; à midi 75 grammes de viande avec 75 grammmes de légumes (haricots, petits pois, choux), 200 grammes de pain, et 250 grammes de vin ; le soir même repas.

Première journée (1)

Urine émise de 10 heures du soir à 7 heures du matin :

Quantité		220 cmc.
Densité	1023	
Urée	23 gr. 50	
Phosphates	3 gr. 20	
Matières minérales	15 gr. 48	
Potasse à l'état de K Cl.	3 gr. 45	

(1) Les quantités de chaque élément sont exprimées en grammes et rapportées au litre.

Urine émise de 7 heures du matin à midi :

Quantité 150 cmc.
Densité 1022
Urée 21 gr.
Phosphates 1 gr. 68
Matières minérales 17 gr. 98
Potasse à l'état de K Cl. 4 gr. 304

Urine émise de midi à 3 heures et demie :

Quantité 143 cmc.
Densité 1025
Urée 21 gr.
Phosphates 3 gr. 30
Matières minérales 20 gr. 76
Potasse 3 gr. 90

Urine émise de 3 heures et demie à 10 heures du soir :

Quantité 290 cmc.
Densité 1029
Urée 24 gr.
Phosphates (P^2O^5) 3 gr. 40
Matières minérales 18 gr. 40
Potasse KCl 3 gr. 864

Deuxième journée

Urine émise de 10 heures du soir à 7 heures du matin.

Quantité 310 cmc.
Densité 1018
Urée 20 gr.
Phosphates (P^2O^5) 1 gr. 86
Matières minérales 7 gr. 86
Potasse KCl 2 gr. 665

Urine émise de 7 heures du matin à midi :

Quantité		170 cmc.
Densité	1019	
Urée	20 gr.	
Phosphates (P^2O^5)	2 gr. 26	
Matières minérales	15 gr. 18	
Potasse KCl	4 gr. 53	

Urine émise de midi à 3 heures et demie :

Quantité		140 cmc.
Densité	1020	
Urée	21 gr.	
Phosphates	2 gr. 26	
Matières minérales	15 gr. 96	
Potasse KCl	3 gr. 96	

Urine émise de 3 heures et demie à 10 heures du soir :

Quantité		335 cmc.
Densité	1022	
Urée	20 gr. 40	
Phosphates	1 gr. 94	
Matières minérales	16 gr. 88	
Potasse KCl	3 gr. 20	

Troisième journée

Urine émise de 10 heures du soir à 7 heures du matin :

Quantité		240 cmc.
Densité	1026	
Urée	25 gr.	
Phosphates	2 gr. 86	
Matières minérales	14 gr. 20	
Potasse KCl	1 gr. 85	

Urine émise de 7 heures du matin à midi :

Quantité		195 cmc.
Densité	1022	
Urée	13 gr.	
Phosphates	1 gr. 50	
Matières minérales	19 gr. 28	
Potasse KCl	3 gr. 38	

Urine émise de midi à 3 heures et demie :

Quantité		150 cmc.
Densité	1026	
Urée	18 gr.	
Phosphates	2 gr. 40	
Matières minérales	16 gr. 76	
Potasse KCl	2 gr. 22	

Urine émise de 3 heures et demie à 10 heures :

Quantité		300 cmc.
Densité	1019	
Urée	13 gr. 80	
Phosphates	1 gr. 50	
Matières minérales	12 gr. 78	
Potasse KCl	2 gr. 47	

Si nous ramenons les chiffres à la journée, nous trouvons :

Première journée

Quantité 803 Matières minérales 14 gr. 395 KCl 2 gr. 946

Deuxième journée

Quantité 955 Matières minérales 12 gr. 96 KCl 3 gr. 222

Troisième journée

Quantité 885 Matières minérales 13 gr. 515 KCl 2 gr. 177

Le rapport de la potasse aux matières minérales, rapport que nous appelons potassico-médical et par abréviation R.P.M., varie entre 1/4 et 1/6, et la moyenne de l'élimination de la potasse pendant ces trois jours est de 2 gr. 748.

DEUXIÈME OBSERVATION

Le sujet pesait 60 kilos et était âgé de 30 ans, petit mangeur, son alimentation était un peu plus abondante que celle du premier.

Nous n'avons pu examiner son urine que pendant deux jours, l'examen a porté sur l'urine des vingt-quatre heures.

Première journée

Quantité		1010 cmc.
Densité	1024	
Urée	27 gr.	
Phosphates	2 gr. 34	
Matières minérales	14 gr. 74.	
Potasse KCl	2 gr. 47	

Deuxième journée

Quantité		1207 cmc.
Densité	1025	
Urée	26 gr. 40	
Phospates	2 gr. 40	
Matières minérales	16 gr. 26	
Potasse KCl	2 gr. 81	

Nous voyons que le malade a éliminé :

Le premier jour

Quantité 1010 Matières minérales 14 gr. 88 KCl 2 gr. 494

Le deuxième jour

Quantité 1207 Matières minérales 19 gr. 30 KCl 3 gr. 391

La moyenne a été pour la potasse 2 gr. 947, et le rapport potassico-minéral a été 1/6 et 1/5.

TROISIÈME OBSERVATION

Elle a porté sur un sujet âgé de 27 ans, pesant 86 kilos. Nous donnons son alimentation pendant les trois jours d'expérience.

Le matin, 100 grammes de pain.

A midi, 120 grammes de viande et 120 grammes de légumes (haricots, petits pois, choux) et 300 grammes de pain, 250 grammes de vin.

Le soir, même repas.

Les résultats sur l'urine des vingt-quatre heures étaient :

Première journée

Quantité	1210 cmc.
Densité	1022
Urée	21 gr.
Phosphates	2 gr. 30
Matières minérales	15 gr. 10
Potasse KCl	3 gr. 18

Deuxième journée

Quantité		1020 cmc.
Densité	1027	
Urée	26 gr. 90	
Phosphates	2 gr. 84	
Matières minérales	17 gr. 20	
Potasse KCl	3 gr. 98	

Troisième journée

Quantité		1100 cmc.
Densité	1026	
Urée	26 gr. 20	
Phosphates	2 gr. 84	
Matières minérales	17 gr. 10	
Potasse KCl	3 gr. 70	

Nous voyons que le rapport potassico minéral varie entre 1/4 et 1/5.

Si nous calculons les quantités de potasse éliminée chaque jour, nous trouvons :

Première journée	KCl 3 gr. 84
Deuxième journée. . . .	KCl 4 gr. 05
Troisième journée. . . .	KCl 4 gr. 07
	11 gr. 96

Ce qui nous donne 11 gr. 96 de KCl pour les trois jours et comme moyenne 3 gr. 99 ; en chiffres ronds 4 grammes de KCl.

Cette augmentation de la quantité de potasse sur les deux observations précédentes s'explique très bien par la nourriture beaucoup plus abondante du sujet considéré et aussi par son poids.

De ces trois analyses, il semble résulter qu'un homme adulte du poids moyen de 65 kilos, excrète à peu près la quantité de potasse équivalente à 3 grammes de chlorure de potassium. Bien entendu cette quantité est sujette à des variations dépendant d'un certain nombre de causes.

2° LE REIN GRAND ÉMONCTOIRE DE LA POTASSE DE L'ÉCONOMIE

Les différentes voies d'élimination de l'organisme sont : les poumons, la peau, les glandes salivaires, mammaires, muqueuses, l'intestin et enfin la voie rénale.

Si nous examinons au point de vue de la potasse, les produits rejetés par ces différentes voies, nous voyons que le poumon qui élimine des poisons volatils d'après Brown Sequard et d'Arsonval n'excrète pas du tout de potasse.

La peau est la porte de sortie de quelques matières organiques et minérales, mais en quantités minimes, si on songe que sur 1,000 parties de sueur il y a 989 parties d'eau. La matière composant la partie solide de la sueur est composée d'urée, de lactate, sudorates, phosphate terreux, chlorure de sodium et un peu de chlorure de potassium, matières grasses, épithéliums. En somme, très peu de potasse est normalement éliminée par la sueur.

Il en est de même des glandes salivaires, muqueuses;

nous ne discuterons pas le cas des glandes mammaires qui correspond à un fait particulier que nous n'avons pas à envisager dans notre étude.

La sécrétion des glandes salivaires n'amène à peu près rien au dehors, sauf dans quelques cas pathologiques qui ne se sont pas présentés dans notre travail. La majeure partie est absorbée et suit les destinées du bol alimentaire dont elle fait partie, c'est-à-dire en partie absorbée et en partie éliminée. Il nous suffit de jeter un coup d'œil sur une analyse de salive pour voir que l'eau y entre dans la proportion de 994,20 pour 1,000 et les sels minéraux de 2 gr. 20, d'après Hamerbacher.

Ce qui nous montre que ce n'est pas là qu'il faut chercher la principale porte de sortie de la potasse. Il en est de même des larmes et de la secrétion de la muqueuse nasale. La plupart des analyses sont muettes sur la composition en potasse ou en accusent des traces. D'ailleurs la quantité secrétée étant très minime, ajoute un nouvel argument sur le peu de valeur de ces voies de rejet de l'organisme.

L'intestin mérite de nous arrêter plus longtemps ; en effet, il élimine des produits assez toxiques, mais si on les analyse, on remarque qu'il y a beaucoup de substances organiques et très peu de sels minéraux. Ces substances organiques ont des origines très diverses. Elles peuvent provenir des aliments qui sont ou insolubles ou réfractaires aux sucs (tissus cornés, mucine, nucléine, cellulose, etc.) On y décèle aussi un excédent d'éléments nutritifs attaqués, mais incomplètement métamorphosés (fragments musculaires, particules d'amidon, de graisse, etc.), puis des principes biliaires plus ou moins décomposés, pigments, urobiline, acides glygtocholique, cholalique, cholestérine, mucine, lécithine. A côté des acides butyrique, oléïque, palmitique, propionique, valerique, acétique, lactique, isobutyrique, caproïque, caprique, on voit l'indol, le scatol, le cresol, les phénols, l'excretine de Marcet, on voit des sels solubles, insolubles, des chlorures, des phosphates, des sulfates alcalins, des phosphates de chaux et de magnésie, des phosphates ammoniacaux magnésiens. Ajoutons à cette énumération les alcaloïdes, les bactéries, les corps diastasiques, les ferments, les cellules épithéliales, les gaz, l'hydrogène, l'acide carbonique, l'hydrogène sulfuré, le gaz des marais, et nous serons loin d'avoir tout dit (1).

Comme on voit, les matières excrétées par l'intestin sont très nombreuses, mais presque toutes organiques. Quant aux matières minérales, les analyses de Wehsarg et Berzélius prouvent qu'elles appartiennent presque toutes aux sels des métaux terreux, chaux et magnésie. Enfin les analyses de Vierodt (2) démontrant que sur 32 grammes de sels minéraux éliminés par l'organisme, 6 grammes à peine proviennent de l'intestin, nous donnent la preuve évidente qu'à l'état normal, ce n'est pas par cette voie qu'il faut chercher la potasse rejetée par l'organisme.

De ce qui précède, on déduit facilement que la potasse,

1. Charrin, Poisons de l'organisme.
2. Vierodt, Zeit für Biol, t. XIX, 1878.

s'éliminant en très petite quantité par les émonctoires que nous venons de passer en revue, doit forcément être rejetée de l'organisme par le seul d'entre eux que nous n'avons pas étudié, c'est-à dire le rein. Et pour mieux définir cet organe et faire comprendre son rôle, nous n'avons qu'à reproduire l'opinion de Claude Bernard (1) : « L'urine représente en quelque sorte le détritus résultant des phénomènes chimiques intimes qui s'accomplissent dans l'organisme. Il est aussi naturel de juger par sa constitution de la nature des phénomènes nutritifs qu'il le serait de juger de ce qui se passe dans un fourneau par la nature des produits que laisse échapper sa cheminée ». Ceci aussi n'est-il pas à rapprocher de l'expression de Fourcroy qui dit que l'urine est la lessive du corps. Les analyses de Vierodt, montrant que sur 32 grammes de matières minérales éliminées par l'organisme, 26 grammes le sont par le rein, ne prouvent-elles pas que c'est par cette voie qu'il faut chercher la potasse. Et pour ne pas multiplier ces arguments, nous allons citer l'opinion de M. Charrin qui nous dispensera de tout autre commentaire : « Il est inutile de s'arrêter à comparer longuement la voie renale aux autres procédés d'épuration, sa supériorité éclate avec la dernière évidence, et plus loin. Dans ce genre de recherches relatives aux poisons de l'économie, poisons pris aux émonctoires, on voit donc que l'urine occupe la première place. Les renseignements que son étude est capable de livrer, dépassent de beaucoup ceux des autres

1. Claude Bernard, Leçons de physiologie.

appareils éliminateurs. Ces appareils ne méritent ni des développements aussi étendus, ni une analyse aussi urgente, nous l'affirmons à nouveau ». Tous ces faits prouvent donc la véracité du titre donné à ce paragraphe : « Le rein grand émonctoire de la potasse de l'organisme ».

3° TENEUR EN POTASSE DES PRINCIPAUX ALIMENTS

Nous allons continuer notre travail par l'étude de la teneur de quelques aliments en potasse.

ANALYSE DU LAIT
AU POINT DE VUE DE LA POTASSE

Ce qui nous a frappé dans la bibliographie de cette étude, ce sont les différences très grandes entre tous les chiffres donnés par les auteurs sur les matières minérales du lait de vache.

Dans le dictionnaire de Wurtz, la quantité des cendres du lait de vache varie de 3 à 9 grammes par litre, avec une moyenne de 4 grammes. Ajoutons que ces variations sont aussi données par Schwartz, Filhol et Folly, Haidlez, Boussingault et Simon, etc., etc. Comme on voit, les matières minérales du lait seraient dans des proportions éminemment variables.

D'autres chimistes, Marchand à Fécamp, Wanklyn à Londres, Mehu à Paris (1) sont d'une opinion contraire et

1. Méhu, Chimie médicale, 2e édition.

disent que les cendres du lait varient dans des proportions très voisines (1); d'après eux la proportion par litre est de 7 à 8 grammes. M. Duclaux est arrivé à ce résultat en analysant du lait provenant des vaches du Cantal, il a trouvé les chiffres suivants, 7 gr. 50, 7 gr. 80, 7 gr. 60, 8 gr., 7 gr. 50. Cette constance dans le poids des cendres des laits authentiques qu'il a examinés le fait insister ailleurs (2) sur la nécessité de doser exactement les matières minérales, dans la recherche des falsifications du lait.

M. Vaudin (3) étudiant cette question, dit que les divergences entre les auteurs que nous venons de citer doivent tenir à plusieurs causes de mode opératoire suivi, race ou même régime alimentaire différent, état maladif de l'animal etc... Pour apprécier la valeur de ces influences, dit-il, j'ai effectué le dosage des cendres et des phosphates terreux dans un certain nombre d'échantillons de lait authentique de diverses provenances — et voici les conclusions qu'il tire du résultat de 19 analyses de lait pris dans des conditions différentes d'alimentation, de sécrétion journalière et avec des animaux de race et de pays différents :

1° Le lait de vache normal, quel que soit le pays de production, la race de l'animal, son alimentation, sa secrétion journalière, etc., renferme une quantité de cendre peu variable comprise habituellement entre 7 et 8 grammes par litre dont 3 gr. 3 à 4 grammes de phosphates terreux (phos-

1. Vaudin, Annales Institut Pasteur, juin 1897.
2. *Annales* Institut Pasteur, 1892, p. 15.
3. Vaudin, loco citato.

phates de chaux, de manganèse et de fer précipitables par l'ammoniaque).

2° Les causes des faibles variations observées sont, par ordre d'importance, l'individualité et l'alimentation.

3° Certaines influences normales ou pathologiques en modifiant la nature du lait déterminent une augmentation des cendres et des matières protéiques. Cette augmentation n'est pas parallèle d'une façon constante dans les laits normaux.

De ces conclusions, on voit que le lait offre une constance remarquable dans sa composition en matières minérales et en phosphates terreux.

Nous avons voulu vérifier ces données et avons fait 3 analyses de lait pris à l'hôpital et tel qu'il était livré par le laitier.

Sa densité était 1029, 1030, 1030.

Les matières minérales étaient 6gr. 98, 7gr. 05, 7gr. 15.

Ces résultats confirment les travaux de M. Vaudin.

La densité un peu faible explique les légères différences entre les deux résultats.

Nous avons dosé la potasse dans ces trois échantillons de lait et ce corps évalué en chlorure de potassium nous a donné :

0 gr. 94 — 0 gr. 98 — 1 gr. 16

ce qui donne 3 gr. 08 pour les trois jours et 1 gr. 03 comme moyenne par litre.

La remarquable constance des matières minérales du lait nous autorise à croire à celle de la potasse, et nous pensons, grâce à cette constance et aux analyses que nous avons faites qui nous ont montré les faibles variations de la potasse, devoir conclure que la quantité de ce corps contenue dans un litre de lait de vache est celle qui correspondrait approximativement à un gramme de chlorure de potassium.

On trouve dans la chimie biologique de M. Gautier que la potasse entre dans le lait dans la proportion de 2 gr. à 2 gr. 50 par litre.

D'après mes déterminations, ce nombre est dans la plupart des cas au moins deux fois trop fort.

LES ŒUFS

L'œuf fait partie depuis quelque temps du régime des brightiques, après en avoir été proscrit. M. Robin (1) en est très partisan. Des malades faisant le sujet de notre étude se sont très bien trouvés de cet aliment. Il nous a paru intéressant d'étudier la composition de ce produit, et dans le chapître de la discussion générale, nous mettrons en lumière les raisons qui font de ce produit animal un aliment de choix dans les néphrites chroniques.

Un œuf de poule sans coquille pèse de 40 à 60 grammes. Nous donnons ci-dessous le résultat des analyses, qui portait sur 100 grammes, c'est-à-dire sur deux œufs. Ces analyses sont de Kœnig (2).

1. Robin, Traité de thérap. appliquée.
2. Kœnig, Die menschlichen warungs und Genust missel.

Kœnig et Farwig	1 gr. 05	cendres par 100
Commaille	1 gr. 03	—
Kœnig et Kranck	1 gr. 08	—

L'albumine variant de 11 à 13 p. 100.

Si nous consultons le traité de chimie biologique du professeur Armand Gautier, nous trouvons en cherchant la potasse contenue dans le blanc et le jaune, dont il donne la teneur en potasse séparément, une quantité de ce corps équivalant à peu près à 10 ou 11 centigrammes de chlorure de potassium par 50 grammes, c'est-à-dire pour un œuf.

Nous avons fait l'analyse d'un œuf au point de vue de la potasse, et nous avons trouvé :

Œuf pesant 48 *grammes.*

Matières minérales	0 gr. 49
KCl	0 gr. 047

N'ayant fait qu'une analyse, nous la citons sans commentaires, les matières minérales trouvées sont comme poids égales à ceux de Kœnig, Commaille, etc.

En somme, l'œuf renferme excessivement peu de potasse.

LA VIANDE

Nous donnons l'analyse des matières minérales de la viande de bœuf, faite par M. Lehmann et citée dans l'Encyclopédie chimique de Fremy.

Potasse	0,50 à 0,54
Soude	0,07 à 0,09
Magnésie	0,04 à 0,05
Acide phosphorique	0,66 à 0,70
Sel marin	0,04 à 0,89
Chaux	0,12 à 0,13

par 100 parties.

La composition de la viande de veau se rapproche également beaucoup de cette analyse.

Le jambon renferme peu de matières salines, alors que presque toutes les viandes contiennent plus de 1,20 0/0 de matières minérales, le jambon ne renferme que 0 gr. 69 0/0.

Les poissons renferment beaucoup de matières minérales, ainsi le saumon en donne 9,39 0[0, le caviar 8,91 0[0.

Le gibier renferme à peu près la même quantité de matières minérales que la viande de bœuf.

Le pain contient à peu près les 4/5 de farine. Nous avons trouvé sa composition dans le dictionnaire de Wurtz : 1000 parties de farine de froment contiennent 5 gr. 50 de sels minéraux ; la potasse constituerait le 30 0[0 des cendres, la farine, comme on voit, renferme peu de potasse, 1 gr. 65 par kilo. Mais le son est beaucoup plus chargé.

1000 parties de son renferment 50 à 60 parties de matières minérales, et là-dessus une bonne moitié, 54 0[0 de phosphate de potassium.

Comme on voit, la farine est très peu chargée en potasse, 1 gr. 65 par kilo, le pain l'est 1[5 en moins, 1 gr. 30.

Quant au son, il est d'une richesse en potasse considérable, il renfermerait plus de 25 grammes de phosphate de potassium par kilogramme.

CHAPITRE III

Observations de quelques néphrétiques au point de vue de la potasse urinaire

Nous nous faisons un plaisir de remercier MM. Pissavy, Hallé, Magnan, Monod, internes et externes de l'hôpital Necker, de l'obligeance qu'ils ont eue de mettre à notre disposition tout ce qui pouvait nous intéresser.

OBSERVATION I

Hôpital Necker, salle Trousseau, service de M. le Dr Rendu. Lit n° 31.

D..., âgé de 36 ans, peintre, entré le 23 février 1897.

Antécédents héréditaires. — Père mort à 68 ans d'attaque d'apoplexie. — Mère, frères et sœurs bien portants.

Antécédents personnels. — Pas de maladies de l'enfance, ni rougeole, ni scarlatine, ni fièvre typhoïde. En 1885, alors qu'il était au régiment, se refroidit, et il se déclara une pneumonie double, caractérisée par frissons, fièvre intense, point de côté, crachats rouillés, en même temps ascite et œdème. On décela à ce moment de l'albumine dans les urines. Le malade resta quatre mois au lit et eut pendant ce temps une stomatite qui nécessita un mois de convalescence. De ce moment jusqu'au 18 décembre 1896, il fut bien portant.

Maladie actuelle. — Le 18 décembre, à la suite d'une contrariété (il crut avoir perdu de l'argent), il fut pris de violents frissons pendant la nuit avec un point de côté au niveau du mamelon droit. Le lendemain matin, vomissements, oppression, langue sèche, mais pas de toux, pas de crachements de sang. Un médecin consulté diagnostiqua une congestion pulmonaire, et fit mettre un vésicatoire dans le dos.

Dès ce moment, le malade commence à avoir de l'œdème qui débute par le ventre, puis prit les bourses et les jambes et se généralisa, la face étant bouffie et les paupières gonflées. Cet œdème augmentait dès que le malade essayait de se lever et diminuait après le repos au lit. Le malade n'urinant pas, on fut obligé de le sonder et l'analyse décéla une grande quantité d'albumine.

Traitement. — Régime lacté, digitale.

Comme l'œdème ne diminuait pas et que l'état général ne s'améliorait pas, le malade se décida à rentrer à l'hôpital.

Examen du malade. — Faciès pâle, bouffi, pommettes colorées. Dyspnée surtout nocturne. Œdème des jambes, des cuisses, des bourses et de l'abdomen. Hydrothorax s'étendant assez haut. Troubles de la vue caractérisés par des brouillards et des scotomes fréquents.

Troubles de l'ouïe caractérisés par des bourdonnements d'oreille et des tintements de cloche.

Céphalée intense.

Urines rares, densité 1,010 avec 6 grammes d'albumine.

Pas de température.

Cœur : battements bien frappés, sans souffle ni dédoublement.

Pouls régulier, filiforme.

Foie plutôt petit.

Appareil digestif : Selles normales, appétit conservé.

Diagnostic. — Néphrite épithéliale. Bien que le malade soit peintre, on ne relève chez lui aucun signe de saturnisme, pas de coliques, pas de liseré gingival, pas de constipation opiniâtre.

Traitement. — Régime lacté absolue, eau-de-vie allemande 20 grammes, ventouses sèches sur les deux poumons, injections sous-cutanées de caféine. La purgation soulage beaucoup le malade, néanmoins quelques jours après, les urines deviennent rares, les troubles du côté de la vue et de l'ouïe augmentent et le 28 février, à 10 heures du matin, il se déclare une crise caractérisée par des secousses, convulsions nombreuses, face violacée et lèvres couvertes de bave spumeuse. Immédiatement saignée de 500 grammes, quelques instants après, le malade semble soulagé, il est moins abêti, la connaissance revient.

On lui administre un lavement purgatif.

1er mars. — Pendant la nuit, le malade a une série d'attaques subintrantes, avec des brouillards continuels devant les yeux et des bourdonnements d'oreille intenses. Le malade est dans un état de stupeur et de somnolence continuelles.

On lui fait une injection de 300 grammes de sérum.

Pendant les quelques jours qui suivent, il y a une légère amélioration, le malade urinait mieux, mais le 4 mars, le malade redevient somnolent et a des troubles de la vue plus marqués. On lui donne 15 grammes d'eau-de-vie allemande. Le 5 mars, on lui ponctionne l'ascite, on retire 4 litres 750 d'un liquide très albumineux. Le malade va mieux, urine plus abondamment. Plus de troubles de la vue et de l'ouïe, le cœur bat avec une accentuation très notable du second bruit.

Mais le 10 mars, les urines sont plus rares, retour de la céphalée et des bourdonnements d'oreille. Albumine 5 grammes.

Le 15 mars, on le ponctionne; 5 litres et demi. L'amélioration est immédiate pendant une semaine. Le 25 mars, on trouve de la rétinite albuminurique, l'œdème augmente et le 1er avril, on lui enlève 6 litres de liquide par une nouvelle ponction.

11 avril. — Attaque d'éclampsie, saignée de 200 grammes.

21 avril. — Ponction de 5 litres.

La rétinite albuminurique augmente, les hallucinations sont multiples.

2 mai. — Saignée de 400 grammes, délire moins violent.

5 mai. — Calme revenu. Le malade a toujours de l'œdème; on lui pratique de temps à autre quelques mouchetures. Son état est stationnaire jusqu'au 20 août, où il va au Vésinet.

Nous allons donner le résultat des analyses de trois jours consécutifs du 22 au 25 juin :

Première journée

Quantité		2 lit. 060
Densité	1009	
Réaction alcaline		
Urée	8 gr. 827	
Acide phosphorique	0 gr. 50	
Albumine	0 gr. 86	
Matières minérales	0 gr. 92	
Potasse (KCl)	0 gr. 518	

Deuxième journée

Quantité		2 lit. 510
Densité	1010	
Réaction alcaline		
Urée	7 gr. 10	
Acide phosphorique	0 gr. 78	
Albumine	0 gr. 80	
Matières minérales	8 gr. 08	
Potasse (KCl)	0 gr. 745	

Troisième journée

Quantité		2 lit. 090
Densité	1010	
Réaction alcaline		
Urée	8 gr.	
Acide phosphorique	0 gr. 64	
Albumine	0 gr. 80	
Matières minérales	7 gr. 78	
Potasse (KCl)	0 gr. 884	

Nous donnons son régime alimentaire :

Le matin, 350 grammes infusion de café avec pain 240 grammes. Soupe à 7 heures avec 50 grammes pain. A 11 heures, 240 grammes pain, 40 grammes viande, 100 grammes légumes, fromage 25 grammes. A 5 heures même repas.

Le 1er jour : 14 gr. 25 mat. min. et 1 gr. 067 KCl.
Le 2e jour : 20 gr. 28 mat. min. et 1 gr. 869 KCl.
Le 3e jour : 16 gr. 26 mat. min. et 1 gr. 847 KCl.

Si nous établissons le rapport entre les matières minérales et la potasse, nous avons pour les trois jours respectifs :

1/14 1/11 1/9

alors que ce rapport chez l'homme sain, varie toujours entre 1/4 et 1/6.

Au moment de notre analyse, ce malade n'avait ni diarrhée, ni vomissements, et se disait « la meilleure fourchette de la salle », d'ailleurs son alimentation le témoigne.

A tous les points de vue, cette observation est idéale pour démontrer l'élimination difficile de la potasse — et chose curieuse, ce malade élimine assez bien ses sels minéraux, il n'y a que sa potasse et ses phosphates qui passent difficilement. Son histoire clinique peut ainsi se résumer : imprégnation lente et progressive de poisons par l'organisme et décharge de ces mêmes poisons, soit naturelle, soit provoquée par la thérapeutique.

Et ces poisons, que peuvent-ils être? Les convulsions constatées chez ce malade, n'offrent-elles pas une grande ressemblance avec l'empoisonnement produit par la potasse chez les animaux. Cette dyspnée n'est-elle pas expliquée par la potasse, poison du globule rouge.

Et l'analyse de l'urine ne nous fournit-elle pas une preuve rigoureusement scientifique, en nous apprenant que la potasse éliminée, au lieu d'être égale à 4 grammes, comme l'indique l'alimentation du malade, arrive à

1 gr. 067 1 gr. 869 1 gr. 847

Et ce rapport potassico-minéral, ne prouve-t-il pas que de toutes les matières minérales, c'est la potasse qui passe le moins bien à travers l'appareil rénal.

Il nous parait intéressant de faire remarquer que la potasse a suivi les variations de quantité du liquide urinaire.

OBSERVATION II

Salle Lasègue n° 8. — Service de M. le Dr Barth

Coloriste, 16 ans 1/2, entrée le 10 juillet 1897.

Antécédents héréditaires. — Mère morte de fluxion de poitrine.

Père bien portant.

Trois sœurs, deux bien portantes, une a eu une néphrite.

Antécédents personnels. — Aucune maladie pendant l'enfance. Ni scarlatine, ni maladie infectieuse. Réglée à 13 ans, depuis bien réglée. Jamais de pertes blanches. Il y quinze jours, en pleine santé, la malade a eu un point de côté à gauche assez violent. Malgré tout, elle continue son travail et ce n'est qu'il y a quatre jours qu'elle s'arrête. En effet, à son réveil, elle a des vertiges, elle s'aperçoit qu'elle a les jambes enflées, les paupières bouffies. Les troubles continuant, la malade se décide à entrer à l'hôpital.

Depuis cinq à six mois, la malade a souvent de l'engourdissement dans les mains, pas de crampe dans les mollets, pas de cryesthésie. Elle signale la céphalée, mais elle a toujours eu des migraines.

Examen. — Faciès bon, paupières un peu bouffies. Langue

sale et haleine fétide. Œdème des membres inférieurs très prononcé au niveau des malléoles surtout à droite. L'auscultation du poumon révèle de la congestion avec un peu d'œdème et de l'hydrothorax aux deux bases surtout à droite A ce niveau, il y a de la submatité à la percussion, de la diminution du murmure respiratoire et un peu au-dessus, des bouffées de râles fins. Les deux sommets paraissent sains.

Les bruits du cœur sont fortement frappés, un peu de frémissement cataire.

Ni diarrhée, ni constipation.

Foie et rate normaux.

Les urines renferment 1 gramme d'albumine.

Traitement. — Sulfate de magnésie 30 grammes. Régime lacté intégral. 6 sangsues sur la région du rein. Ventouses sèches aux deux bases.

Deux jours après, le 12 juillet, l'œdème pulmonaire augmente, la dyspnée est plus vive, on prescrit 10 grammes d'eau-de-vie allemande et 4 pilules de tannin de 0 gr. 15 centig.

L'œdème pulmonaire persiste, l'examen des urines a été pratiqué a ce moment, où l'amélioration commence et nous verrons comment cette amélioration s'est traduite par une décharge de potasse, indiquant la réaction de l'organisme.

20 juillet. — Amélioration très marquée de tous les symptômes, les urines sont plus claires, ne dépassent pas un litre, ne donnent pas le réactif d'Esbach, un précipité de 0 gr. 15 environ. La température devient normale. L'anasarque a disparu.

Le 5 août, on trouve des traces d'albumine.

Le 10 août, l'albumine a complètement disparu.

La malade sort complètement guérie.

Nous n'avons pu faire l'analyse que deux jours à cause d'un oubli de la malade. Voici les résultats :

Première journée (15 au 16 juillet.)

Quantité		920 cmc.
Densité	1021	
Urée	15 gr.	
Phosphates	2 gr. 60	
Sels minéraux	13 gr. 06	
KCl	3 gr. 15	

Deuxième journée

Quantité		790 cmc.
Densité	1024	
Urée	21 gr. 20	
Phosphates	3 gr. 70	
Matières minérales	12 gr. 38	
KCl	3 gr. 42	

Comme régime, elle prenait deux litres de lait par jour et de plus une cuillerée à bouche de sirop d'iodure de fer.

Si on rapporte à la journée, nous voyons que notre malade a éliminé :

Le premier jour, 2 gr. 89 de potasse (KCl).
Le deuxième jour, 2 gr. 70 de potasse (KCl).

Que nous montre cette analyse faite quelques jours avant l'amélioration de tous les symptômes ?

Elle devrait nous faire diagnostiquer le mieux qui s'est produit. En effet, notre malade absorbait à peu près 2 grammes de KCl par jour et combien en rejetait-elle? 2 gr. 89 et 2gr. 70, c'est-à-dire que notre malade éliminait plus de potasse qu'elle n'en absorbait (et encore nous laissons de côté les autres émonctoires qui doivent avoir toujours entraîné une petite quantité de potasse) et cette décharge potassique coïncidant avec l'amélioration, ne doit-elle pas nous indiquer une réaction victorieuse de l'organisme contre la potasse qui l'intoxiquait.

A quoi en effet peut-on attribuer cette perte de potasse, sinon à une réaction de l'organisme.

Peut-on incriminer la désassimilation cellulaire alors que notre malade partie, un mois après était pleine de santé et avait augmenté de poids? — Non. — La réponse se trouve dans la première hypothèse, et nous n'aurons plus aucun doute quand dans une observation prochaine, nous verrons la potasse s'éliminer très mal par le rein, alors que 15 jours auparavant, il y avait eu chez notre malade, une décharge potassique des plus considérables. Dans une autre observation VII, nous verrons d'ailleurs, la décharge de potasse cesser le deuxième jour de notre analyse pour faire place à une rétention de ce corps le troisième jour.

D'ailleurs ce fait n'est-il pas à rapprocher d'un semblable, cité dans la remarquable thèse de M. Chabrié (1). Après avoir fait l'analyse des urines de plusieurs malades qui

1. Chabrié, Thèse doctorat, Paris, 1892.

venaient de subir une néphrotomie, M. Chabrié exprimait ainsi les résultats obtenus. « Ce qui me paraît tout à fait établi, c'est l'accroissement considérable de la quantité d'urée excrétée sitôt après l'opération de la néphrotomie, et cette augmentation rapide avant que le malade ait pu s'alimenter suffisamment est digne de remarque ». L'urée après s'être tenue pendant quelques jours à un taux élevé finissait par diminuer et au bout de quelques jours se tenait à un taux assez bas.

N'y-a-t-il pas une grande ressemblance entre ces deux observations où nous voyons une réaction salutaire de l'organisme amener dans un cas une décharge d'urée et dans l'autre une décharge de potasse, réactions provoquées dans un cas par le bistouri du chirurgien et dans l'autre par l'influence du régime lacté.

Ce que nous devons mentionner c'est le rapport potassico-minéral qui a été compris entre (1/4 et 1/5) et (1/3 et 1/4) prouvant ainsi dans une certaine mesure l'effort de l'organisme pour éliminer sa potasse.

OBSERVATION III

Salle Bouley n° 28. — Service de M. le Dr. Barth

B... âgé de 19 ans, journalier, entré le 24 janvier 1897.

Antécédents héréditaires. — Bons.

Antécédents personnels. — Fièvre typhoïde au mois de juillet 1896. Fut soigné pendant 50 jours à l'hôpital, on trouva de l'albumine dans ses urines.

Au commencement de décembre dernier, blenhorrhagie pendant trois semaines. On constate tous les matins une goutte.

Maladie actuelle. — Le malade accuse un refroidissement et des excès vénériens. Au commencement de janvier douleurs en cercles dans la tête. Douleurs dans les jambes, lassitude extrême. Œdème des jambes et du scrotum, bouffissure des joues et des paupières. Quelques vomissements, pas de dyspnée, pas de troubles visuels.

L'examen histologique de l'urine fait découvrir de nombreux cylindres et les éléments du pus.

Le malade est mis au régime lacté, l'amélioration est considérable. Le malade urine mieux et l'albumine, de 22 gr. par litre tombe à 8 gr. 40. Malgré les avertissements le malade mange un biscuit. Les urines diminuent, le malade a de la céphalée, des vomissements et des troubles du côté de la vue.

On lui donne une goutte de teinture de Malabar, puis deux, puis trois.

Quinze jours après, le malade va mieux, les urines augmentent, la céphalée disparaît. Le malade, mis au régime mixte avec quatre œufs et un litre de lait, va mieux et l'albumine de ses urines tend plutôt à diminuer.

Quelques jours après, le malade, malgré la défense qui lui est faite, mange du pain.

Les mêmes symptômes, diminution des urines, céphalée, œdème, reparaissent.

Le 19 mars, il survint un épanchement ascitique, le malade est soumis aux bains d'air chaud, on lui supprime la teinture de Malabar, les vomissements continuent, les troubles de la vue deviennent intenses, douleurs vives, photophobie.

Le malade fait à l'insu de la surveillante des écarts de régime.

A la date du 2 avril, l'ascite augmente. On lui donne du calomel et de la lactose. Les symptômes persistent, les troubles de la vue s'accentuent. Les urines tombent à 300 centimètres cubes dans vingt-quatre heures.

L'ascite et l'hydrothorax augmentent.

Le 5 mai, on ponctionne son ascite et on retire onze litres d'un liquide jaune citrin. Le malade va mieux.

Le 22 mai, on le ponctionne encore, et on retire dix litres et demi de liquide.

Les urines reviennent à un litre un quart, l'ascite reparaît, il n'y a pas de circulation collatérale.

Le 22 juin, on lui retire treize litres de liquide par une ponction. Le malade est comme toujours amélioré après cette opération. L'albumine se maintient à près de 7 grammes par litre.

Le 15 juillet, une ponction amène quatorze litres de liquide.

On lui fait une injection de bleu de méthylène pour juger de la perméabilité rénale, suivant en cela les indications données par M. Achard. Voici le résultat.

Le 21 juillet, une injection de bleu de méthylène, à trois heures.

A quatre heures, urines vert clair.

A cinq heures, un peu plus foncées.

A six heures et demie, coloration des urines plus accentuée, en somme, la perméabilité rénale semblait avoir son degré normal.

Le 22 juillet, son bras est tuméfié, les urines du matin sont légèrement verdâtres ainsi que celles de la journée,

Le 23 juillet, les urines reviennent à la coloration normale, le bras est toujours enflé et le lendemain, l'enflure disparaît. Notre analyse fut faite à ce moment, nous donnerons les résultats tout à l'heure.

Son histoire clinique jusqu'à sa sortie est très simple, le malade pisse en moyenne 8 à 10 grammes d'albumine par jour, et tous les mois, on lui retire en moyenne quinze litres de liquide ascitique; le malade éprouve un peu de dyspnée par suite du refoulement du diaphragme. Dans une ponction faite le 8 octobre, on trouve un liquide hémorrhagique qui, ensemencé, donne des colories pures de staphylococcus albus. Le malade va se cachectisant de plus en plus et sort sur sa demande dans un très mauvais état.

Nous donnons ci-dessous le résultat des analyses.

Premier jour

Quantité		1050 cmc
Densité	1017	
Urée	10	
Phosphates	1 gr. 42	
Matières minérales	5 gr. 26	
KCl	2 gr. 02	

Deuxième jour

Quantité		800 cmc
Densité	1017	
Urée	1 gr. 34	
Phosphates	1 gr. 84	
Matières minérales	4 gr. 92	
KCl	2 gr. 50	

Toisième jour

Quantité	950 cmc
Densité	1017
Urée	1 gr. 30
Phosphates	1 gr. 80
Matières minérales	6 gr. 40
KCl	1 gr. 80

Réaction alcaline pendant les trois jours.

Si nous rapportons à la journée.

Le premier jour

Matière minérale 5 gr. 52 KCl 2 gr. 12 R. P. M. (1/2 1/3).

Le deuxième jour

Matière minérale 3 gr. 93 KCl 2 gr. R. P. M. (1/2).

Le troisième jour

Matière minérale 6 gr. 08 KCl 1 gr. 71 R. P. M. (1/3 1/1).

Son alimentation avait été :

Infusion de café 500 grammes par jour. Pas de pain pendant les trois jours. A midi, une côtelette de 60 grammes de viande et 30 grammes de légumes.

Le soir, 30 grammes de légumes ;

Un litre de lait comme boisson.

L'élimination de la potasse chez ce malade se fait bien, il y aurait plutôt rétention des autres aliments minéraux. Aussi, voyons-nous dans cette observation un cas de néphrite tout-à-fait particulier. Il diffère des deux observations précédentes et de celles qui suivront par l'élimination normale de sa potasse, et par une très intense albuminurie qu'on pourrait évaluer à 15 grammes par jour en y comprenant l'albumine du liquide ascitique. Aussi chez ce malade nous voyons dominer les phénomènes de cachexie, et nous n'avons pas à en chercher la cause ailleurs que dans une alimentation insuffisante pour nourrir l'organisme et réparer ses fortes pertes d'albumine.

OBSERVATION IV

Salle Lasègue. — Service de M. le Dr Barth.

X..., âgée de 30 ans, cuisinière, entrée le 7 juillet.

Cette malade entre à l'hôpital pour des vomissements.

Antécédents héréditaires. — Bons.

Antécédents personnels. — Aucune maladie dans l'enfance. Réglée à 14 ans et depuis régulièrement. Il y a 8 ans, à l'âge de 22 ans, grossesse compliquée de vomissements, l'enfant né à terme était bien portant. Six mois après l'accouchement, scarlatine assez grave, sans complications apparentes, mais d'une durée de deux mois. On ne sait si à ce moment il y avait de l'albumine dans les urines.

La malade se remit rapidement, et jusqu'il y a un an, a été très bien portante, elle a eu seulement quelques maux d'estomac, mais pas de céphalée, pas d'autres signes de brightisme.

Il y a un an, sans cause apparente, la malade souffre davantage de son estomac, elle a d'abord pendant une quinzaine de jours des douleurs au creux épigastrique, puis surviennent des vomissements, d'abord alimentaires, puis biliaires et verdâtres. La malade entre à Laennec ; on constate la présence d'une notable quantité d'albumine dans les urines. On la traite par le régime lacté et la potion de Rivière. Ces troubles durent une quinzaine de jours, après quoi la malade quitte l'hôpital et reprend son travail.

Depuis cette époque et à chaque époque menstruelle, la malade voit réapparaître les mêmes troubles digestifs, les mêmes vomissements pendant une huitaine de jours.

En dehors des règles, la malade se porte bien.

Il y a quatre jours enfin, est survenue une nouvelle crise qui s'est signalée par des coliques abdominales ; des vomissements de sang contenant des caillots noirâtres, mélangés à de la bile, sont venus hier. La quantité de sang vomie a été d'un verre environ, depuis les vomissements sont couleur feuille sale, légèrement verdâtres.

La malade n'accuse pas de signe de brightisme.

Lors de ses crises, la malade ne souffre pas du côté droit dans la région du foie, n'accuse pas de douleurs dans l'épaule droite, du reste, les selles n'ont jamais été décolorées ; il n'y a pas eu d'ictère.

Aucun stigmate fonctionnel d'éthylisme. Les urines renferment une assez grande quantité d'albumine.

Examen. — 8 juillet.

Clapotage gastrique, constipation, foie et rate normaux, rien au poumon, dans la région des bases. Respiration un peu rude au sommet droit, avec retentissement de la voix à ce niveau. Léger bruit de galop à la pointe du cœur, qui est un peu dilaté.

Les artères périphériques sont normales, ni dures ni sinueuses, pouls normal. Ni œdème, ni ascite. Les urines renferment beaucoup d'albumine rétractile. Le diagnostic, néphrite mixte.

Traitement. — Potion de Rivière, oxygène. — 12 juillet. Malgré le traitement, les vomissements et troubles digestifs ont persisté jusqu'au 11 juillet. Aujourd'hui tout a disparu, et la malade a retrouvé l'appétit.

L'urine ne renferme que des traces d'albumine, et la malade quitte l'hôpital le 18 juillet, à cause de la défense qui lui avait été faite de manger.

Nos analyses ont été faites du 14 au 17 juillet, c'est-à-dire au moment où notre malade venait d'être soulagée par ses règles et qu'elle venait d'avoir des vomissements. Voici les résultats :

Première journée

Quantité		1900 cmc.
Densité	1012	
Urée	10 gr.	
Phosphates	0 gr. 14	
Sels minéraux	5 gr. 44	
KCl	0 gr. 964	

Deuxième journée

Quantité		1430 cmc.
Densité	1010	
Urée	6 gr. 30	
Phosphates	0 gr. 06	
Sels minéraux	5 gr. 32	
KCl	0 gr. 81	

Troisième journée

Quantité		1750 cmc.
Densité	1011	
Urée	11 gr. 90	
Phosphates	0 gr. 06	
Sels minéraux	5 gr. 74	
KCl	0 gr. 95	

Voici la nourriture de la malade chaque jour :

Pain	200 grammes
Poulet	25 grammes
Lait	2 litres
Café	1 verre
Eau de chaux	200 grammes

La potasse éliminée a été :

Le 1er jour 1 gr. 83. — Rapp. Potassico-minéral 1[6.
Le 2e jour, 1 gr. 158. — Rapp. potassico-minéral 1[6 1[7.
Le 3e jour, 1 gr. 66. — Rapp. potassico-minéral 1[6 1[7.

Il n'est pas difficile de se convaincre que notre malade qui, au moment de nos analyses, n'avait ni diarrhée, ni vomissement, ni sueur, éliminait incomplètement sa potasse. Avec son alimentation, la quantité de ce corps aurait dû être d'au moins 2 gr. 50. Cette femme était donc sous le coup d'une intoxication dûe à la rétention de potasse que l'organisme tolérait un certain temps jusqu'à ce que les règles et les vomissements vinssent à l'en débarrasser. En effet, sitôt après le fonctionnement de ces émonctoires, la malade allait bien et l'analyse faite à ce moment nous prouvant que la potasse ne s'éliminait pas, nous laissait prévoir les accidents qui se renouvelaient chaque mois.

Notre opinion n'a pu être vérifiée expérimentalement, car notre malade est partie, sitôt améliorée; mais nous n'en persistons pas moins à croire que, dans ce cas particulier, les règles et les vomissements étaient les émonctoires de sa potasse. D'ailleurs, M. Charrin n'a-t-il pas trouvé que le sérum du sang des règles était plus toxique que le sérum du sang normal, et n'a-t-il pas expliqué la pathogénie de la chlorose par une auto-intoxication dûe à la rétention du sang menstruel.

Et notre analyse de vomissements ne nous a-t-elle pas montré l'excrétion de la potasse par la voie digestive.

Ce qui est aussi à remarquer, c'est que le rapport potassico minéral a été au-dessous de la moyenne, et l'élimination des phosphates a été presque nulle.

OBSERVATION V.

Salle Bouley n° 1. — Service du Dr Barth.

R..., cocher, 49 ans, entré le 19 mai 1897.

Le malade entre à l'hôpital pour de l'oppression.

Antécédents héréditaires — Père, mort de paralysie générale. — Mère, morte de maladies de l'appareil général. — Sa sœur a eu des enfants qui n'ont pas vécu.

Antécédents personnels. — A eu à 20 ans la blennhoragie et la syphilis. — De 20 à 46 ans, n'a jamais été malade à s'a liter. — C'est alors qu'il a des épistaxis, le phénomène du doigt mort, crampes dans les doigts. — Bourdonnements d'oreilles et brouillards devant les yeux. — Polyurie et pollakiurie. — Il entre à Necker pour de l'oppression dans le service du professeur Dieulafoy. Les jambes étaient enflées, les urines albumineuses ; il fut traité pour une néphrite pendant trois mois et demi. Il fut mis au règime lacté pendant tout son séjour. Trois ou quatre mois après sa sortie de Necker, il retombe malade, il revient à l'hôpital et y reste deux ou trois mois.

Deux mois après sa sortie, il retourne pour la même maladie, et reste à l'hôpital deux mois et demi. Il reste ensuite deux ans sans malaise. Depuis sa maladie, il nc buvait prosque plus d'alcool. Le 19 mai 1897, il rentre de nouveau à Necker pour de l'oppression, les urines sont rares et albumineuses. On perçoit un bruit de galop à l'auscultation du cœur. Le malade a de l'œdème pulmonaire. Le 26 mai, on lui pratique une saignée de 300 grammes. Le malade est très soulagé, les symptômes s'atténuent, les urines deviennent plus abondantes, un litre et demi, mais toujours fortement albumineuses.

Le 29 mai, les urines atteignent trois litres, le malade continue à mieux aller, mais l'œdème persiste et les urines sont toujours très albumineuses.

On lui donne la théobromine, 3 grammes par jour, le 21 juin. Le malade éprouve une grande amélioration, tous les symptômes diminuent d'intensité sauf le bruit de galop qui persiste ; on suspend la théobromine et on remplace par teinture de scille 30 gouttes, teinture de digitale 15 gouttes.

A l'examen le 20 juillet, on trouve un état fonctionnel satisfaisant, le bruit de galop a disparu, l'amélioration est complète sur toute la ligne. Le 26 juillet, le malade a une petite attaque d'urémie, les urines étaient tombées à 500 grammes.

On lui prescrit un purgatif à l'eau-de-vie allemande, et enfin le 27 juillet on lui donne 3 grammes de théobromine.

Nous avons analysé les urines à ce moment. Voici nos résultats :

Première journée

Quantité		4060 cmc.
Densité	1008	
Urée	4 gr. 8	
Phosphates	0 gr. 20	
Matières minérales	5 gr. 90	
KCl	0 gr. 67	

Deuxième journée

Quantité		3550 cmc.
Densité	1010	
Urée	3 gr. 80	
Phosphates	0 gr. 30	
Matières minérales	5 gr. 40	
KCl	0 gr. 53	

Troisième journée

Quantité		4000 cmc.
Densité	1009	
Urée	3 gr. 2	
Phosphates	0 gr. 56	
Matières minérales	7 gr. 60	
KCL	0 gr. 66	

La réaction de l'urine avait été acide les 3 jours.

Rapportant à la journée :

Première journée

Mat. minér. 23 gr. 95 KCl 2 gr. 72 R. Pot. min. 1[8, 1[9

Deuxième journée

Mat. minér. 19 gr. 17 KCl 1 gr. 88 R. Pot. min. 1[10, 1[11

Troisième journée

Mat. minér. 20 gr. 40 KCl 2 gr. 64 R. Pot. min. 1[11, 1[12

Le malade absorbait 3 litres de lait par jour. 1 litre d'infusion d'*ura ursi* — une potion avec 4 grammes d'extrait de quinquina et 3 grammes de théobromine.

On voit très bien que ce malade éliminait mal sa potasse, il absorbait à peu près de 3 gr. 50 de potasse par jour et en rendait

2 gr. 72 1 gr. 88 2 gr. 64

Et cela est d'autant plus intéressant, qu'il rendait d'énormes quantités de matières minérales :

23 gr. 95 19 gr. 17 30 gr. 40

Aussi voyons-nous le rapport potassico-minéral qui, chez l'individu bien portant varie de 1/4 à 1/6, atteindre (1/8, 1/9), (1/10, 1/11), (1/11, 1/12), prouvant ainsi que le malade, malgré l'influence du régime, n'éliminait pas bien sa potasse, alors qu'il existait de véritables décharges des autres matières minérales. Notre malade, d'ailleurs, avait à tout moment des crises urémiques, dont il était soulagé par l'application de ventouses. Et de temps en temps des vomissements supplémentaires venaient le remettre en bon état. Ces vomissements étaient gluants, visqueux, non colorés, et ne renfermaient aucune trace de matières alimentaires. Nous les avons analysés et voici nos résultats rapportés au litre :

Matières minérales	11 gr. 75
KCl	2 gr. 66

Cette analyse nous paraît concluante et prouve que le malade qui éliminait si mal sa potasse par les urines, la rendait par son tube digestif. Et encore notre analyse n'a-t-elle porté que sur le dernier vomissement. Le malade, en effet, vomissait depuis deux jours, et a cessé après notre analyse. Notre conviction est que, si notre analyse avait porté sur les matières rejetées le premier jour, la proportion de potasse aurait été plus forte, d'ailleurs, elle nous paraît largement suffisante pour prouver que chez ce malade, il y avait dans son organisme des accumulations de ce corps, et que ne pouvant l'éliminer par son rein touché par la maladie, il la rendait par ses vomissements.

Le rapport potassico-minéral était compris entre (1/4, 1/5).

OBSERVATION VI

Salle Bouley n° 30. — Service de M. le docteur Barth.

L. P., âgé de 42 ans, relieur, entré le 20 février 1897.

Antécédents héréditaires. — Mère morte d'une néphrite (?) a eu 6 enfants, dont 3 morts, à 6 mois, 8 mois, 15 jours, probablement d'affection pulmonaire.

Antécédents personnels. — Quelques bronchites jusqu'à 20 ans. Pendant son service militaire a eu une pleurésie, il est resté cinq semaines à l'hôpital.

A 31 ans a eu une pneumonie à droite, ainsi qu'à 32 et à 38 ans.

Depuis cette époque, le malade tousse, mais continue à travailler. A la fin de décembre dernier, le malade a mal à la tête et des brouillards devant les yeux, quelquefois des sueurs nocturnes, mais pas d'œdème. L'appétit est conservé. Le malade a de la fièvre le 14 février, il continue à travailler jusqu'au 16, puis est obligé de s'aliter. Il présente les symptômes de tuberculose au premier degré, mais pas de bacilles dans les crachats. Ses urines renferment 1 gr. 50 d'albumine par litre.

L'examen histologique révèle la présence du sang, de cellules épithéliales de la vesssie et des cylindres hémorrhagiques, les urines ont l'aspect de sirop de groseille dilué trouble.

Le malade, après avoir été soumis au régime lacté, est alimenté, l'albumine a alors une tendance à l'augmentation. La quantité d'urine se maintient à près de 1.900 grammes.

Le 17 avril, l'état général est satisfaisant, malgré l'addition de quelques œufs au régime, l'albuminurie diminue 0 gr. 40 par litre.

Au sommet droit, sous la clavicule, on perçoit à l'auscultation des craquements secs.

Le 11 mai, le malade s'étant refroidi, accuse une pesanteur de tête, une grande faiblesse, le pouls est très rapide. L'albumine monte à 1 gr. 50 avec la même quantité d'urine. Le malade met une huitaine pour se rétablir à peu près.

Le 18 mai, la recherche du bacille de Koch dans les crachats est négative.

Le 16 juin, il y a 1 litre et demi d'urine avec 0 gr. 25 d'albumine.

Le malade va toujours s'améliorant, le sang disparaît de l'urine, et l'albumine tombe à 0 gr. 10.

Le 23 juillet, on trouve 1 gr. d'albumine par litre, le malade urinant 2.250 gr. Le malade souffrant un peu, on lui applique des ventouses scarifiées.

L'analyse fut faite à ce moment :

Première journée

Quantité		2510 cmc.
Densité	1014	
Urée	9 gr. 60	
Phosphates	1 gr. 44	
Matières minérales	10 gr.	
KCl	2 gr. 50	

Deuxième journee

Quantité		2360 cmc.
Densité	1015	
Urée	13 gr.	
Phosphates	1 gr. 68	
Matières minérales	10 gr. 50	
KCl	2 gr. 50	

Troisième journée

Quantité		2200 cmc.
Densité	1014	
Urée	9 gr. 30	
Phosphates	1 gr. 34	
Matières minérales	9 gr. 74	
KCl	1 gr. 83	

La réaction était acide et pendant ces trois jours il n'y avait que des traces d'albumine.

Si nous ramenons à la journée nous avons :

Première journée

Mat. minér. 25 gr. 10 KCl 6 gr. 275 R. pot. min. 1|4

Deuxième journée

Mat. minér. 24 gr. 78 KCl 4 gr. 50 R. pot. min. 1|5 1|6

Troisième journée

Mat. min. 21 gr. 428 KCl 4 gr. 026 R. pot. min. 1/5

Le régime avait été :

Matin. — Tasse café avec pain 60 grammes

11 heures. — 2 œufs, 60 gr. pain, potage au lait avec tapioca.

Soir. — 2 œufs, 60 gr. pain et 2 litres de lait.

La quantité de potasse éliminée comme on peut le voir, dépassait de beaucoup la quantité absorbée. Notre malade prenait environ 3 grammes de potasse par jour et en éliminait 6 gr., 4 gr., 4 gr., prouvant ainsi une décharge potassique la plus considérable que nous ayons vue. Ajoutons qu'un mois plus tard, nous avons refait l'analyse et alors que notre malade mangeait beaucoup plus, il éliminait 2 gr. 75 de KCl.

Quantité	2160 cmc.
Densité	1008
Urée	8 gr. 20
Phosphates	0 gr. 84
Matières minérales	7 gr. 32
KCl	1 gr. 27

Par jour, matières minérales 15 gr. 80

KCl 2 gr. 75

Le rapport potassico-minéral = 1/6.

Voici l'alimentation de ce malade depuis trois jours au moment de cette analyse.

Matin : pain, 50 gr. avec café.

A midi et soir compris : 2 potages; 100 gr. viande, 100 gr. légumes; 250 gr. de vin; de plus, 2 litres de lait.

Cette analyse nous prouve que le malade à ce moment retenait sà potasse, et les analyses précédentes, qu'il éliminait ce corps accumulé. D'ailleurs son histoire clinique se résumait en alternatives d'améliorations et d'aggravations.

Cette observation nous a paru intéressante, en ce sens que plus la miction a été abondante, plus la quantité de potasse éliminée a été grande. De plus, de toutes nos observations, c'est celle où nous avons coustaté la plus grande quantité de potasse rejetée, 6 gr. 275 de KCl. D'ailleurs la quantité de ce corps a été en diminuant pendant les trois jours, ajoutant ainsi un argument de plus à la décharge potassique, qui nous a été démontrée d'une façon certaine par notre dernière analyse.

OBSERVATION VII

Salle Lasègue, n° 24. — Service de M. le Docteur Barth

C... E., entrée le 7 juillet 1897.

Antécédents héréditaires. — Mère morte de cardiopathie, père de gastralgie.

Antécédents personnels. — Aucune maladie pendant l'enfance, réglée à 14 ans, mais irrégulièrement.

Première grossesse à 17 ans et demi, sans incidents, enfant né à terme, très bien portant. — Deuxième grossesse avec vomissements et malaises continuels, ictère léger, accouchement en juillet 1895 sans incident, enfant né à terme, mort dix jours après. Depuis cette grossesse la malade est toujours souffrante. En avril 1896 elle se sent faible ; douleurs dans les reins, maux de tête, vertiges, métrite. Le 4 août elle entre à l'hôpital de Nantes. On constate une notable quantité d'albumine dans les urines. Pendant dix jours, on met la malade au régime lacté, glycérophosphate de chaux et fer, puis régime lacté partiel, l'albumine disparaît en partie, ainsi que l'œdème des membres inférieurs et la bouffissure de la face, la malade quitte l'hôpital en décembre et cesse son régime. L'œdème reparait avec des maux de tête, crampes dans les mollets et dans les doigts, vertige, amenorrhée. La malade entre à l'hôpital.

Examen. — Bouffissure de la face, des paupières, teinte cireuse, léger œdème de la paroi abdominale et des membres inférieurs. Pas de bruit de galop, bourdonnements d'oreille. Urines, deux litres par jour non foncées, légèrement troubles, albumine 12 grammes. Elle est mise au régime lacté intégral. Le 15 juillet elle prend 3 grammes de théobrimine et 20 grammes de sirop d'iodure de fer. Le 16 juillet, vomissements occasionnés par la théobromine.

Notre analyse a été faite à ce moment. Elle a commencé le 15. Voici les résultats :

Première journée

Quantité		830 cmc.
Densité	1025	
Urée	15 gr.	
Phosphates	3 gr. 40	
Matières minérales	11 gr. 46	
KCl	4 gr. 29	

Deuxième journée

Quantité		490 cmc-
Densité	1030	
Urée	22 gr.	
Phosphates	2 gr. 70	
Matières minérales	9 gr. 02	
KCl	4 gr. 17	

Troisième journée

Quantité		1750 cmc.
Densité	1007	
Urée	8 gr.	
Phosphates	0 gr. 50	
Matières minérales	2 gr. 38	
KCl	0 gr. 27	

Les deux premiers jours la malade prenait un demi litre de lait par jour. Le deuxième jour, elle avait pris un paquet de bicarbonate de soude. qui fut vomis ainsi qu'un liquide gluant incolore et dont la malade évalua la quantité à un litre.

Pendant ces deux jours, la malade avait mangé quelques tranches d'oranges.

Le troisième jour après les vomissements, elle prit 2 litres de lait.

L'examen microscopique à ce moment nous fit voir de nombreuses hématies, quelques leucocytes, et de nombreuses cellules épithéliales vulvo-vaginales.

Rapportant les quantités au litre, nous avons :

Première journée

Mat. min. 9 gr. 51 KCl 3 gr. 57 Rap. pot. min. 1[2 1[3

Deuxième journée

Mat. min. 4 gr. 17 KCl 2 gr. 07 Rap. pot. min. 1[2 1[3

Troisième journée

Mat. min. 4 gr. 16 KCl 0 gr. 47 Rap. pot. min. 1[9

Le résultat de ces analyses est doublement intéressant en ce sens qu'il nous montre un jour une décharge de potasse par les urines, le lendemain une retention de ce corps, malgré une diurèse plus abondante. Notre thèse pourrait pour ainsi dire se résumer en cette observation, car elle établit d'une façon des plus nettes :

1° Une décharge de potasse;

2° Une rétention de ce même corps;

3° Par la diminution de potasse survenue après les vomissements, elle nous laisse à penser que ce corps devait se trouver dans les matières vomies, que nous n'avons pu analyser à notre grand regret, ayant été jetées peu avant notre arrivée.

Les variations du rapport potassico-minéral sont très intéressantes à noter. Nous voyons, en effet, qu'au moment où la malade éliminait de grandes quantités de potasse, ce rapport était très élevé et bien différent du rapport normal. Il variait entre 1/2 et 1/3. Le troisième jour, alors que notre sujet ne rejetait plus sa potasse, ce rapport s'est abaissé à 1/9.

Notre malade alla un peu mieux après ces analyses et quelques semaines après, elle se sentait plus fatiguée et finissait par quitter l'hôpital sans amélioration notable.

OBSERVATIONS VIII, IX et X

Pour ces observations, nous serons très bref quant à la partie clinique. Les deux premières ont trait à deux femmes atteintes de néphrites chroniques mixtes.

La première malade couchée au n° 6 de la salle Lasègue, âgée de 55 ans, éliminait d'assez grandes quantités de potasse au moment de notre analyse. Quelques jours après, elle sortit, fit des écarts de régime et fut obligée de revenir à l'hôpital, où elle se rétablit sous l'influence d'un traitement approprié. Nous donnons nos résultats.

Première journée

Quantité		775 cmc.
Densité	1019	
Urée	17 gr.	
Phosphates	2 gr. 72	
Matières minérales	12 gr. 10	
KCl.	2 gr. 40	

Deuxième journée

Quantité		1030 cmc.
Densité	1021	
Urée	22 gr.	
Phosphates	3 gr. 30	
Matières minérales	12 gr. 78	
KCl	2 gr. 60	

Troisième journée

Quantité		1010 cmc.
Densité	1017	
Urée	14.20	
Phosphates	2 gr. 26	
Matières minérales	4 gr. 33	
KCl	2 gr. 32	

L'albumine pendant ces trois jours s'est maintenue à peu près à 0,20 cent.

Rapportant au jour, nous avons :

Première journée

Matières minérales, 9 gr. 37 ; KCl 1 gr. 86; Rap. pot. min. 1/5.

Deuxième journée

Matières minérales, 13 gr. 16; KCl 2 gr. 678; Rap. pot. min. 1/5.

Troisième journée

Matières minérales, 11 gr. 44; KCl 2 gr. 34; Rap. pot. min. 1/5.

Voici l'alimentation de notre malade chaque jour : Lait, 600 gr.; Pain, 100 gr.; Viande, 25 gr.; 1 verre de café, depuis 8 jours prenant 0.25 cent. d'iodure de potassium.

Notre malade éliminait beaucoup plus de potasse qu'elle en absorbait ; aussi s'explique-t-on son amélioration. Elle sortit en effet de l'hôpital en très bon état et fut obligée d'y revenir dès qu'elle eut fait quelques écarts de régime.

L'observation IX se rapporte à une femme du service de M. le Docteur Barth, couchée au lit n° 19 de la salle Laségue. La malade était âgée de 55 ans. Son histoire pathologique était assez complexe ; elle avait un fibrome qui rappelait un uterus gravide au 7me mois. M. Barth pensait même attribuer la cause de sa néphrite à la compression. L'albuminurie était très intense jusqu'à 17 grammes par litre, la malade urinait à peu près cette quantité. De l'œdème survint très considérable. Au moment de notre analyse, nous avons constaté que la malade éliminait un peu plus de potasse qu'elle en absorbait. Mais cette malade n'ayant présenté ni convulsions, ni agitation, mais plutôt des phénomèmes de cachexie qu'expliquait sa grande albuminurie, nous avons pensé qu'on pouvait mettre cette augmentation potassique sur le compte de la cachexie. Notre malade absorbait d'ailleurs si peu d'aliments, moins d'un litre de lait par jour, que son rein, quoique lésé pouvait encore éliminer d'aussi faibles quantités de potasse.

La malade mourut sans aucun phénomène d'agitation, à l'autopsie on trouva les reins présentant les signes de néphrite mixte, et de grandes quantités de liquide dans les séreuses.

Voici le résultat de nos analyses :

Première journée

Quantité		530 cmc.
Densité	1019	
Urée	8 gr.	
Phosphates	1 gr. 44	
Matières minérales	9 gr. 30	
KCl	2 gr. 32	

Deuxième journée

Quantité		380 cmc.
Densité	1018	
Urée	6 gr. 30	
Phosphates	1 gr. 28	
Matières minérales	9 gr. 04	
KCl	2 gr. 53	

Troisième journée

Quantité		870 cmc.
Densité	1012	
Urée	5 gr. 04	
Phosphates	0 gr. 56	
Matières minérales	5 gr. 86	
KCl	1 gr. 397	

Comme alimentation :

Premier jour. — 750 grammes lait.
Deuxième jour. — 850 grammes.
Troisième jour. — 900 grammes.

Les deux derniers jours 0 gr. 25 d'iodure de potassium.

Rapportant à la journée les matières minérales et la potasse éliminées chaque jour nous trouvons :

Premier jour

Mat. minér., 4 gr. 929 ; KCl. 1 gr. 22 ; Rap. pot. min. 1/4.

Deuxième jour

Mat. minér., 3 gr. 43 ; KCl. 0 gr. 96 ; Rap. pot. min. (1/3 1/4).

Troisième jour

Mat. minér., 5 gr. 09 ; KCl. 1 gr. 21. Rap. pot. min. 1/4.

La dernière observation concerne une malade du service de M. le professeur Guyon, alors suppléé par M. Albarran. Les analyses ont été faites pour voir la quantité comparée de potasse éliminée par un rein sain et un rein malade atteint d'hydronéphrose Aussi, nous bornerons-nous à donner à peine quelques détails sur notre malade. Elle avait eu à la suite d'un accouchement une hydronéphrose qui fut prise pour une métrite purpérale, la fièvre était très forte et le malade s'affaiblissait de jour en jour lorsque M. Albarran appelé, diagnostiqua une hydronéphrose, et bien que la malade fut à toute extrémité, il lui pratiqua une nephrotomie qui la rappela à la vie. Une fistule s'étant formée, il refit une nouvelle opération et actuellement la malade est guérie de sa fistule. On lui pratiqua le cathétérisme de l'urétère et c'est à cette opération si intéressante de M. Albarran que nous devons d'avoir pu analyser séparément l'urine de chaque rein. . . . .

Nos résultats sont les suivants :

Première journée

	Rein gauche malade	Rein droit
Quantité	440 cmc.	530 cmc.
Densité	1010	1025
Urée	4 gr. 40	17 gr. 90
Phosphates	0 gr. 44	2 gr. 10
Mat. min.	9 gr. 60	16 gr. 96
KCl	1 gr. 40	2 gr. 52

Deuxième journée

Quantité	540 cmc.	630 cmc.
Densité	1008	1022
Urée	6 gr. 40	19 gr. 50
Phosphates	0 gr. 42	2 gr. 04
Mat. min.	5 gr. 86	16 gr. 80
KCl	1 gr. 18	2 gr. 62

Troisième journée

Quantité	750 cmc.	870 cmc.
Densité	1008	1020
Urée	5 gr. 90	16 gr. 60
Phosphates	0 gr. 58	1 gr. 70
Mat. min.	8 gr. 10	13 gr. 84
KCl	0 gr. 99	2 gr. 44

Voici l'alimentation de notre malade. :

Matin. — Tasse de café et 50 grammes de pain.

11 heures. - 2 œufs durs, petite côtelette avec 100 grammes de pain.

5 heures. — Viande 50 grammes, pain 100 grammes, petit potage.

Nous allons rapporter les résultats de nos analyses à la journée et mettre en regard les quantités de potasse éliminées par chaque rein.

Première journee :

Rein sain. — Mat. min., 8 gr. 98, KCl 1 gr. 33, R. P. M. 1/7.
Rein mal. — Mat. min., 4 gr. 22, KCl 0 gr. 61, R. P. M. 1/6, 1/7.

Deuxième journée :

Rein sain. — Mat. min., 10 gr. 58, KCl 1 gr. 65, R. P. M. 1/5.
Rein malade. - Mat. min., 3 gr. 16, KCl 0 gr. 63, R. P. M. 1/6.

Troisième journée :

Rein sain. — Mat. min., 12 gr. 03, KCl 2 gr. 12, R. P. M. 1/8.
Rein mal.— Mat. min., 6 gr. 07, KCl 0 gr. 74. R. P. M. 1/5, 1/6.

On voit donc que dans cette période de trois jours, le rein malade a éliminé beaucoup moins de potasse que le rein sain, en moyenne deux fois et demi moins. Cette malade ne présentait aucun symptôme d'intoxication urinaire à cause de la suppléance de l'autre rein. M. Chabrié, étudiant cette question, disait : « D'après l'examen des urines de la malade précédente,

« on voit que l'état de fonctionnement d'un rein influe sur celui « de l'autre rein, et on pourrait conclure d'une manière trop « générale, que lorsqu'un rein est atteint de pyonephrose, « l'autre supplée dans une certaine mesure au manque d'action « de son voisin. C'est en effet ce qui ressort de l'expérience « citée ; mais il faut tenir compte de ce que M. le professeur « Guyon a appelé le *reflexe reno renal,* par lequel il se trouve « qu'un rein malade peut impressionner l'autre rein et l'empê- « cher de remplir aussi bien son but. »

Dans notre observation, la suppléance s'observait, bien, car notre malade ne présentait aucun signe d'urémie et de plus la quantité de potasse éliminée, égalait à peu près celle qui était absorbée.

Ce que nous voulons retenir de cette observation c'est qu'un rein malade n'élimine plus du tout sa potasse comme un rein sain et on prévoit, lorsque les deux reins sont malades, les accidents que doit amener l'accumulation de ce corps dans l'organisme.

CHAPITRE IV

Discussion générale des résultats obtenus

L'albuminurie dans les néphrites a été reléguée au rang des symptômes généraux après avoir été considérée comme le témoin indiscutable d'une lésion renale. En effet, que peut amener cchez un individu s'alimentant bien, la perte d'une petite quantité d'albumine? Debove et Achard rapportent que dans certains cas, les urines conservent leur toxicité normale et les malades peuvent continuer à vivre sans présenter d'autres symptômes morbides que l'albuminurie et, ajoutent-ils tant que la toxicité urinaire ne diminue pas, tant que les petits accidents du brightisme sont absents, la maladie peut ne présenter aucun caractère de gravité et sous la forme d'une albuminurie pure on l'a vue évoluer sans trouble de la santé pendant deux, cinq, sept et même cinquante ans, sans amener autre chose qu'une perte d'albumine. D'ailleurs certains auteurs n'admettent-ils pas des lésions renales sans albuminurie.

N'est-il pas plus logique de chercher la matière peccante non pas dans ce qui sort, mais dans ce qui est retenu. Le rein, en effet, atteint par la maladie remplit incomplètement son rôle d'émonctoire et, comme le démontre l'analyse de l'urine, un certain nombre de corps restent en partie dans l'organisme et y déterminent des manifestations pathologiques. Et pour déterminer quel est le corps qui tient sous sa dépendance la production de la plus grande partie de ces accidents, adressons-nous à la médecine expérimentale, et voyons ce qui se passe chez un animal dont on lie l'urétère, c'est-à-dire dont on gêne la fonction rénale. Lépine et Aubert faisant cette expérience ont trouvé que l'urine émise par le rein correspondant était aussi riche en chlorures et moins riche en potasse et en phosphates.

La potasse n'apparaît-elle pas dans ce cas comme un poison devant attaquer profondément l'organisme du brightique.

Nous avons déjà donné l'analyse des urines provenant des deux reins d'une femme du service de M. Albarran et à laquelle ce chirurgien avait pratiqué son opération si intéressante du cathétérisme permanent des urétères. Les résultats au point de vue de l'élimination de la potasse ont démontré d'une façon péremptoire que le rein malade laissait passer beaucoup moins de potasse que le rein sain. En effet, le premier jour, le rein malade nous a donné à peu près deux fois moins de potasse, le deuxième et le troisième jour, trois fois moins.

La potasse toxique et éliminée difficilement, ne doit-elle

pas être regardée comme la principale cause des accidents des brightiques.

D'ailleurs, M. Dieulafoy n'a-t-il pas fait le diagnostic du mal de bright en s'appuyant uniquement sur la faible toxicité des urines ; et nos analyses venant à démontrer que la potasse, le plus grand facteur de la toxicité urinaire s'élimine difficilement dans les néphrites, n'est-il pas permis de croire que la potasse est la plus grande coupable des misères des brightiques?

Le rein et en cela comme tous les organes, se défend contre ce qui le gêne. Ne voyons-nous pas, dans la pathologie cardiaque, les maladies mitrales restées longtemps inaperçues par suite du cœur qui jouant le rôle de compensateur vient suppléer à l'insuffisance de la valvule mitrale par l'hypertrophie qu'on a appelée providentielle. Le cœur ainsi appelé à un surcroît de travail se fatigue et finit par succomber. Le rein ne doit-il pas subir le même sort, lorsque nous le voyons amener des décharges urinaires considérables, comme on constate dans certaines maladies, et principalement dans les néphrites. Nous avons vu dans plusieurs de nos observations, le rein éliminer des quantités énormes de potasse, puis quelque temps après, déterminer, par son mauvais fonctionnement, son accumulation dans l'organisme. L'analyse de vomissements que nous pourrions appeler compensateurs, et où nous avons trouvé 2 gr. 66 de potasse par litre, prouve que les organes d'élimination viennent au secours du rein quand il est devenu insuffisant.

Pour ajouter quelques nouveaux arguments de plus à l'opinion que nous professons, nous allons rappeler l'action de la potasse sur les animaux, qui a été étudiée par MM. Feltz, Ritter et Bouchard.

Le sang des animaux intoxiqués par les sels potassiques. (toutes choses égales d'ailleurs) perd notablement de son pouvoir absorbant pour l'oxygène, il y a donc altération de la principale propriété chimique des globules. Ces modifications fonctionnelles des globules s'accompagnent de changements dans la forme de ces éléments anatomiques; ceux-ci se gonflent, puis se déssèchent sous l'influence de solutions potassiques concentrées; au contraire, les solutions faibles semblent les contracter et les rendre plus résistants aux influences dissolvantes de l'eau distillée.

La potasse est, comme on le voit, un poison du globule rouge, quand elle dépasse la quantité normale; et que doit-il survenir quand elle est retenue dans le sang? Une diminution des oxydations. Elle est bien prouvée par la faible élimination des phosphates. En effet on a considéré la formation des phosphates comme une preuve de l'activité de l'organisme, se basant sur ce que le phosphore entrait dans l'organisme principalement à l'état de combinaison organique peu oxydée, et en sortait à l'état de phosphates, c'est-à-dire d'oxydation complète.

Le malade manquant d'oxygène essaye d'y suppléer par un plus grand nombre d'inspirations. Ceci ne serait-il pas une explication de la dyspnée des néphrétiques ?

Les convulsions constatées chez les animaux par Feltz et

Ritter, ne sont-elles pas identiques à certaines convulsions observées chez les brightiques.

En somme, le tableau de l'empoisonnement expérimental des animaux par la potasse, nous offre une grande ressemblance avec l'état clinique des brightiques, et nous prouve que si la potasse n'est pas la cause de tout le mal, elle l'est au moins pour une bonne partie.

En faisant diminuer les oxydations dans l'organisme, on comprend très bien que beaucoup de produits, surtout les composés ternaires qui chez un homme valide doivent s'éliminer à l'état d'eau et d'acide carbonique, restent dans l'organisme à l'état d'oxydation moins avancée, acide lactique, oxalique, etc., etc., et de là, on comprend les actions secondaires de la potasse. De même Stadthagen attribue, comme nous l'avons déjà vu, une bonne partie des accidents potassiques à la parésie cardiaque qu'amènent ces derniers corps.

Nous nous garderions bien de dire, en effet, que la potasse est toujours la cause unique du mal. Une de nos analyses nous prouve qu'un malade éliminait bien sa potasse et son état était bien loin de s'améliorer. D'ailleurs cela n'a rien d'étonnant quand on songe à la multiplicité des poisons de l'urine qui nous ont été révélés par les travaux de M. Bouchard, et ses élèves Charrin et Roger. A ces poisons, ils ont trouvé, comme nous l'avons déjà vu, sept actions différentes. Ces substances devant probablement mal s'éliminer par un rein malade, doivent avoir une note plus ou moins accentuée dans les phénomènes morbides des brightiques, suivant que l'appareil rénal est plus ou moins perméable pour eux. D'ailleurs la façon de mourir de ces malades que nous étudierons tout à l'heure, est variable et indique l'action funeste prédominante de poisons différents, associés ou non. Notre observation III où le malade éliminait sa potasse, retenait ses matières minérales et pissait d'énormes quantités d'albumine, nous montre un malade se cachectisant, alors que l'observation I nous fait voir un malade ayant des convulsions et phénomènes semblables. Mais dans ce travail, évidemment bien incomplet, ce qui nous a frappé, c'est le rôle prépondérant qu'a joué la potasse qui, suivant les périodes, s'éliminait ou pas assez ou trop, prouvant ainsi des accumulations et des décharges. Ajoutons que le régime lacté nous a paru le grand facteur de ces décharges ; dans un cas il n'a à peu près rien amené. Ne faut-il pas voir dans ces résultats l'action de la lactose excitant de la cellule noble du rein, d'après les travaux de Germain Sée, mais n'ayant plus aucune action quand la cellule épithéliale est presque mise à mort par la maladie?

Comment finit le brightique? La diversité des poisons urinaires doit nous faire entrevoir plusieurs façons de mourir. Mais comme nous avons fait remarquer que la potasse joue le plus grand rôle dans les accidents funestes des malades qui nous occupent, nous devons observer la mort qui se rapproche le plus de celle amenée par ce corps et qui offre de grandes ressemblances avec l'urémie. C'est en effet le genre de mort habituel des brightiques. Le malade (1) peut finir par la cachexie, sous l'influence de laquelle

1. Debove et Achard. Path. interne.

peuvent se développer des pneumonies, pleurésies, péritonites.

Rarement la maladie se termine par l'asystolie. La mort survient bien plus souvent à la suite de poussées aiguës, entées sur des lésions profondes des reins, à la suite d'une ou de plusieurs crises urémiques, précédées ou non d'anurie, d'un état adynamique ou cachectique qui est le propre des néphrites albumineuses.

Cet état cachectique dans les néphrites albumineuses correspond absolument à notre observation III.

De ces constatations, il résulte que la mort est devancée par les crises urémiques, et la thérapeutique doit tout faire pour les prévenir. Il est de toute évidence que la potasse, grand facteur de la toxicité urinaire, s'éliminant mal, doit être proscrite d'une façon absolue, quand l'analyse démontre cette élimination difficile. Aussi avant d'étudier les indications thérapeutiques qui sont la conséquence de notre travail, nous croyons pouvoir dire que lorsqu'on veut obtenir chez un malade l'action des iodures, on doit faire appel à l'iodure de sodium, qui comme l'a démontré M. Bouchard, est quarante-quatre fois moins toxique que l'iodure de potassium.

Ne serait-il pas à sa place de citer ici l'observation d'un néphrétique de Rendu : apparition de coma suivi de mort chez un individu qui n'avait ingéré que 1 gramme d'iodure de potassium.

Nous avons observé, que pour un même malade, la quantité de potasse était en raison directe de l'abondance de la miction. Nous avons également observé ce phénomène pour l'urée et les phosphates, mais pas d'une façon aussi nette que pour la potasse. Aussi est-il besoin de le dire, il faut provoquer la diurèse. M. Bouchard avait déjà observé que l'eau absorbée emportait par son élimination rénale une certaine quantité d'urée, qu'il évaluait à peu près à 1 gr. pour 300 gr. d'eau. Ce fait observé par nous à propos de la potasse nous explique dans une certaine mesure la bienfaisante action des diurétiques.

La médication doit donc exclure les préparations potassiques et amener la diurèse.

Le régime nous paraît la question primordiale, et dans une certaine mesure le sauveur du brightique, quant aux souffrances qu'il peut lui éviter. Il peut se résumer en ces quelques mots : mettre le rein au repos. Et comment y arriver? En donnant à éliminer au rein des corps qui ne le fatiguent pas.

Alimentation douce, peu toxique, réparatrice. Ces derniers termes sont empruntés du remarquable *Traité de thérapeutique appliquée* de Robin (1), auquel nous ferons d'ailleurs bien d'autres emprunts. Le brightique a besoin pour l'entretien de son organisme de ce qu'on appelle la ration d'entretien, qui rappelons-le, est pour vingt-quatre heures environ 20 grammes d'azote, 340 grammes de substances hydrocarbonées et 90 grammes de matières grasses (Pettenkofer et Vort) sans compter l'eau et les sels. Aussi le problème est-il d'introduire ces aliments avec le minimum possible de substances toxiques.

1. Traité de Thérapeutique appliquée de Robin, 1895.

M. Robin recommande le lait, les œufs, les graines de légumineuses (pois, lentilles), la laitue et la chicorée; comme viande, le jambon, le porc frais et l'agneau.

Il prohibe les viandes de bœuf, de veau, les poissons, les légumes verts, très riches en azote et en potasse comme le choux, la choucroute, les asperges, les champignons, le cresson, les épinards renfermant 4 0[00 de potasse et les artichauts; comme boisson, il prohibe le vin et préconise la bière.

Tels sont les aliments recommandés par M. Robin; et ce thérapeute s'élève dans une certaine mesure contre l'opinion, d'après laquelle la forte teneur des aliments en azote serait l'étalon sur lequel on doit mesurer le régime. L'exemple des œufs et du jambon très azotés et très bien tolérés, serait une preuve, d'après M. Robin, qu'il ne faut guère se baser sur la composition des aliments en azote pour les ordonner ou les proscrire.

Il est certain qu'il est bien difficile de donner une opinion d'une rigueur mathématique, car on ne sait au juste comment s'éliminent une quantité de produits absorbés par l'organisme — leur toxicité est donc ignorée — Mais nous ne pouvons nous empêcher de faire remarquer que les produits prescrits sont peu riches en potasse et les produits défendus contiennent, au contraire, d'assez grandes quantités de ce corps.

Il est à peine besoin de faire remarquer que le lait de vache est peu riche en potasse; et le lait, préconisé par M. Robin, est le lait d'ânesse qui renferme le moins de potasse 0 gr. 30 centig. par litre, d'après M. Armand Gautier. M. Robin cite des cas où ce lait a été très bien toléré, alors qu'il n'en était pas de même pour celui de vache plus potassique.

Les œufs, comme le démontrent les analyses de M. Gautier et la mienne, renferment très peu de potasse. M. Gautier a trouvé de 10 à 11 centigrammes par œuf de 50 gr.

Nous n'avons pu trouver des analyses des pois, lentilles, laitue et chicorée, de la viande d'agneau que préconise M. Robin.

Mais le jambon et le porc frais qu'il recommande, sont peu chargés en matières minérales d'après les analyses de Gorup Besanez, citées dans l'Encyclopédie de Frémy.

M. Robin proscrit la viande de bœuf et de veau ; un coup d'œil jeté sur les analyses de Lehmann, nous montre que la potasse entre dans la viande de ces animaux dans la proportion de 5 gr. à 5 gr. 40 par 1,000. Et encore ce chiffre évalué en chlorure de potassium nous donnerait à peu près 7 grammes.

Le poisson est défendu, et c'est à M. le professeur Potain que revient ce mérite. Il est, en effet, très chargé en matières minérales. Le saumon surtout est proscrit et c'est un de ceux qui renferment le plus de matières minérales 9 gr 39 pour 100.

M. Potain cite à ce égard l'observation de « l'homme au poisson » atteint de mal de Bright et qui, après l'absorption de poissons qu'il mangeait en cachette, voyait tripler la dose d'albumine dans ses urines. M. Robin ajoute : « De « constantes recherches, dirigées dans le même sens, ont « conduit le savant, maître de la Charité, à cette conviction « formelle qu'il y a lieu d'interdre le poisson aux brighti- « ques, et nos investigations personnelles nous ont amené à « des conclusions analogues à tel point que l'administration « du poisson à un malade guéri de son albumine, nous « paraît le meilleur critérium pour s'assurer de la guérison « réalisée. »

M. Robin dit en présence des observations de malades mangeant du poisson où il était impossible d'incriminer l'azote, que l'action nocive de ces aliments sur le rein, s'explique par la formation d'alcaloïdes découverts par M. Gautier. Ces alcaloïdes, neuridine, hydrocollidine, guanine, seraient la cause du mal. On ne peut douter de l'action toxique de ces corps qu'a mis en lumière M. Gautier, mais en revanche cela n'enlève rien à la toxicité de la potasse, et prouve qu'il y a à tenir compte de plusieurs facteurs.

A propos de l'alimentation par les légumes, nous allons citer textuellement l'opinion de M. Robin.

« Les légumes verts, très riches en azote et en potasse « comme le choux, la choucroute, les asperges, les cham- « pignons, le cresson, ne seront pris qu'avec réserve surtout « à cause de leur teneur en potasse qui, en vertu de ses « propriétés toxiques pour le globule rouge, doit être autant « que possible, écartée de l'alimentation des malades dont « l'épuration rénale est insuffisante.

« Les épinards qui renferment 4 grammes pour 1000 de

« potasse et les artichauts sont dans des conditions ana-
« logues. »

Il est inutile de faire des commentaires, la clinique vient complètement à l'appui de nos idées qui veulent autant que possible choisir des aliments renfermant très peu de potasse.

La prohibition du vin s'explique très bien quand on songe à la richesse de ce liquide en potasse. Il renferme en effet entre sulfate et bitartrate de potassium une moyenne de près de 3 grammes de KCl, aussi s'explique-t-on, l'observation de M. Robin à propos d'un brightique alcoolique et cardiaque, qui, après avoir été amélioré par un traitement approprié avait vu augmenter notablement l'albuminurie pour s'être remis au vin rouge.

La bière conviendrait le mieux en dehors du lait. Ses cendres sont de 0,12 à 0,30 pour 100. Sa richesse en potasse est donc bien inférieure à celle du vin.

Le pain blanc, comme nous l'avons vu, est peu riche en potasse, à peu près 1gr.30 par kilo. M. le professeur Teissier, dans le *Traité de Robin*, l'ordonne dans le menu des repas, constitués avec les éléments permis aux brightiques.

Premier repas du matin : lait un demi-litre, viande 150 grammes, pain blanc 250 grammes, un œuf, légumes frais 110 grammes.

Deuxième repas du soir : lait un demi-litre, pain blanc 250 grammes, riz 100 grammes, jambon 50 grammes, deux œufs.

En note, M. Teissier, rappelle que le pain de ménage ou de

son, est plus riche en phosphates et, dit-il, il serait peut être préférable de le conseiller. Notre avis serait de le prohiber d'une façon complète à cause de sa richesse considérable en potasse.

De cette petite revue de thérapeutique et de diététique, il découle nettement qu'un aliment est généralement d'autant mieux supporté par un brightique qu'il est moins riche en potasse. Il est certain que cette opinion ne doit pas être absolue, car il y a à côté beaucoup d'autres corps nocifs pour le rein. Mais le fait des aliments peu riches en potasse généralement bien supportés, nous a paru tout à fait digne de remarque et d'une haute importance dans la thérapeutique de ces maladies.

Notre travail est évidemment incomplet en beaucoup de points et nous demanderait de nouvelles recherches, mais il ressort de notre étude, et cela d'une façon des plus manifestes, que la potasse joue un rôle prépondérant dans les phénomènes pathologiques des brightiques. Nous avons vu, en effet, dans toutes nos observations, sauf une, la potasse éliminée difficilement.

Nous sommes arrivés au terme de notre travail. Nous pensons que par nos modestes efforts, nous avons contribué à déterminer l'action prépondérante que joue la potasse dans l'histoire clinique des néphrites. Et de ces matériaux à peine ébauchés, ne ressort-il pas une fois de plus de quel grand secours la chimie peut être à la médecine, et le grand jour qu'elle peut apporter à certaines questions de pathogénie.

CONCLUSIONS

De nos recherches personnelles nous pensons tirer les conclusions suivantes :

1° La potasse urinaire s'élimine généralement mal dans les néphrites chroniques.

2° Le rapport potassico-minéral dans ces maladies est généralement moins élevé qu'à l'état normal.

3° La diminution du rapport potassico-minéral, nous indique que dans certains cas la potasse est à peu près la seule de toutes les matières minérales de l'urine à mal s'éliminer.

4° L'urée et les phosphates surtout suivent la même loi que la potasse.

5° L'analyse d'un vomissement chez un néphrétique, qui éliminait mal sa potasse urinaire, nous a montré que cet élément se retrouvait dans les matières vomies, prouvant ainsi un effort de l'organisme pour rejeter sa potasse. Aussi pensons-nous qu'il faut respecter cet émonctoire éventuel.

6° Plusieurs analyses nous ont montré que le régime lacté

amenait des décharges considérables de potasse et que dans ce cas le rapport potassico-minéral était augmenté.

7° Pour un même malade, l'élimination de la potasse est en raison directe de l'abondance de la miction.

8° Le dosage de la potasse, étant long et difficile, nous avons remarqué qu'on peut avec une approximation suffisante dans bien des cas, se baser sur la quantité de phosphates pour apprécier celle de la potasse qui lui est à peu près proportionnelle.

9° A la raison tirée de M. Bouchard de l'influence de la potasse sur la toxicité urinaire, pour proscrire les composés potassiques dans les nephrites, nous en ajoutons une autre basée sur leur élimination difficile.

10° Nous pensons devoir proscrire du régime des néphrétiques les aliments riches en potasse et préconiser ceux qui en renferment peu, ainsi que cela a été discuté à notre dernier chapitre.

INDEX BIBLIOGRAPHIQUE

Feltz et Ritter. — De l'urémie expérimentale, 1881.

Mairet et Bosc. — Recherches sur la toxicité de l'urine normale et pathologique, 1891.

Ponchet. — Thèse de doctorat, Paris, 1880.

Bouchard. — Auto-intoxications, 1887.

Guyon. — Leçons sur les maladies des voies urinaires.

Fresenius. — Traité d'analyse qualitative et quantitative.

Journal de pharmacie et de chimie, 1er mai 1894.

Charrin. — Poisons de l'urine, aide-mémoire Léauté.

Stadthagen. — Zeitschr für Klin. Med. Bd. XV.

Vierodt. — Zeit für Biol. t. XXX, 1878.

Claude Bernard. — Leçons de physiologie.

Wurtz. — Dictionnaire de chimie.

Méhu. — Chimie médicale, 2e édition.

Vaudin. — Annales Pasteur, juin 1897.

Duclaux. — Annales Pasteur, 1892.

Gautier. — Chimie biologique.

Robin. — Traité de thérapeutique appliquée.

Kœnig. — Die menschlichen warangs und Genust missel.

Frémy. — Encyclopédie chimique.

Chabrié. — Thèse de doctorat, Paris, 1892.

Dieulafoy. — Manuel de pathologie interne.

Debove et Achard. — Manuel de médecine.

Bulletin de l'Académie de médecine, 7 septembre 1897.

IMP. CH. LÉPICE, 10, RUE DES CÔTES, MAISONS-LAFFITTE.

www.ingramcontent.com/pod-product-compliance
Ingram Content Group UK Ltd.
Pitfield, Milton Keynes, MK11 3LW, UK
UKHW020929180726
13838UKWH00002B/839